PRÉCIS
DE LA
MÉTHODE
D'ADMINISTRER
LES
PILULES TONIQUES
DANS LES
HYDROPISIES.

Par M. BACHER, Docteur en Médecine.

Suivie de nouvelles Obſervations faites par ordre de la Cour ſur les Hydropiſies, & les effets des Pilules Toniques.

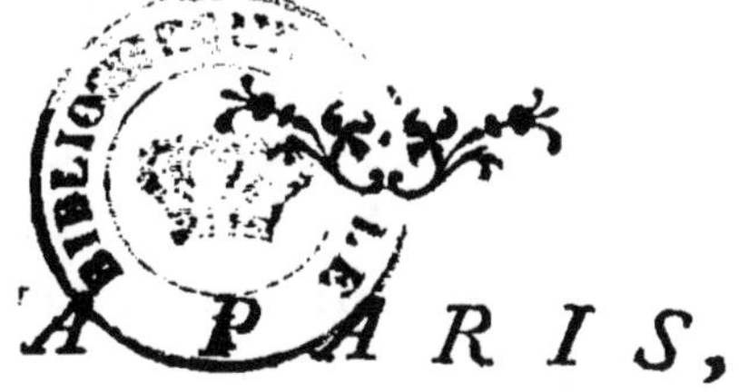

A PARIS,

De l'Imprimerie de la Veuve THIBOUST, Imprimeur du Roi, Place de Cambrai.

Et ſe trouve

Chez CAVELIER, Libraire, au Lys d'or, rue Saint Jacques.

M. DCC. LXVII.

Les Pilules Toniques ſe trouvent à Paris, chez M. Costel, Apothicaire, rue Neuve des Petits-Champs, au coin de la rue de la Feuillade, par boîte de 6 ₶.

Les perſonnes qui deſireront recevoir les Pilules Toniques par la Poſte feront tenir franc de port en ſus des 6 ₶ pour la boîte ſ à M. Costel, & elles recevront dans toutes les Provinces de la France la boîte franche de port. Moyennant le même abonnement fait à la Poſte, elles recevront le Précis franc de port, en adreſſant franc de port à M. Costel ou à M. Cavelier 30 ſ pour la Brochure & ſ pour le port.

Ces Pilules ſe conſervent ſans altération dans un lieu ſec.

TABLE
DES MATIERES. *

CE que c'est que l'Hydropisie, page 100 & suiv.

Causes des Hydropisies les plus difficiles à guérir. 2, 100 & suiv. *Causes légeres des Hydropisies, & moyens qui les guérissent*, 5, 104 & suiv. *Les causes les plus dangereuses & les plus mauvais symptômes des Hydropisies*, 99, 105 & suiv. voyez le Prognostic. *Causes des rechûtes*, 32 & suiv. *Mort ordinaire des Hydropiques*, 25*.

Examen des différentes causes des Hydropisies, & des symptomes qui les accompagnent, 18 & suiv.

Signes des différentes Hydropisies, 20 & suiv.

Quel signe donnent dans les Hydropisies la soif continuelle, & le défaut de soif; pourquoi les Hydropiques doivent boire à leur soif d'une boisson convenable; qu'est-ce qu'on entend par boisson con-

* Les chiffres avec une étoile marquent les pages qui suivent la Lettre à M. Bonafos.

venable; quels sont les avantages de faire boire les Hydropiques; les cas où les Hydropiques doivent être réservés sur la boisson, & supporter la soif; quels sont les effets & les dangers d'un régime sec, & de l'usage des hydragogues; si l'augmentation de l'enflure est toujours une mauvaise marque, & si ce n'en est pas souvent une bonne; quels sont les divers effets de la Ponction, & quand on doit la tenter; moyens qui en assurent le succès, page 99 & suiv. 16* & suiv.

Prognostic, 24.

Indications à remplir, 4 & suiv. 56*. Voyez *la Lettre à MM. F**. & Duf**. La Lettre à M. Bonafos, & les Observations sur les Hydropisies & les effets des Pilules Toniques.*

Insuffisance de la Médecine expérimentale, 5* & suiv.

Vues de l'Auteur des Pilules Toniques, 63* & 65*.

Nature des Pilules Toniques, 50*. *Elles ne sont pas un remede violent*, 113, 126 & 59*; *mais leur administration demande des connoissances & de la prudence.* Voyez *les Observations*, 80* & suiv. *Quelle est leur action*, 4, 8 & suiv. 87, 41*, 61*, 65*, 141* & suiv. *Elle differe de celles des apé-*

ritifs, des diuretiques, des purgatifs, &c. 58*. *Ce qu'on doit entendre par ce mot* Tonique, page 143*.
Les Pilules Toniques conviennent précisement aux personnes foibles & dont la constitution a été débilitée, 47* & suiv. 78*. *Les cas de les employer avec succès dans les Hydropisies sont très-fréquens* 62* & suiv. 78*; *souvent même il n'est posible de guérir que par leur moyen.* Voyez *les resultats des Observations des Hôpitaux Militaires.*
Les Pilules Toniques ne conviennent pas aux personnes robustes, qu'après une cure préparatoire, 112, 50* & 52*. *En quoi consiste cette méthode,* 52*, 54*, 57* & 61*. *Elle est opposée à la pratique ordinaire,* 99 & 56*. Voy. *les extraits des différens Auteurs,* 34*.
Difficulté de guerir les Hydropisies, 58*.
Nécessité de varier le traitement selon la différence des constitutions, & selon les diverses causes & les divers dégrés de l'Hydropisie, 7 & suiv. 18, 87 & 54*.
Signes qui guident dans l'administration des Pilules Toniques, 9 & suiv. *Causes des vomissemens,* 9 & suiv. *Vomissemens salutaires,* 9 & suiv. 60*. *Vomissemens pernicieux,* 9 & suiv. *Moyens d'y remédier,* 9 & suiv.

La crise des Hydropisies ne peut se faire quelquefois, que par les vomissemens, page 147 & 60*. *Comment ils doivent être excités chez les personnes foibles & délicates,* page 61*.

Indications à remplir dans le relâchement des solides, dans leur tension, 10 & 11. *Dans leur trop grande sensibilité, dans la tenacité des humeurs,* 12, 48 & 77.

Cas où les Pilules Toniques conviennent, où elles ne conviennent pas, 61* & suiv. *Opérations variées des Pilules Toniques,* 87.

Méthode de faire usage des Pilules Toniques, 13 & suiv. 87. *Cas de purger,* 10 & 14. *Régime,* 15. *Observations,* 58 & 87.

OBSERVATION I. *Ascite avec anasarque universel, causé par des obstructions,* 26.

OBSERV. II. *Ascite causé par des obstructions & des Hémorrhagies,* 37.

OBSERV. III. *Ascite avec commencement de tympanite, survenue à la suite d'une fievre-quarte,* 41.

OBSERV. IV. *Cachexie ictérique avec ascite,* 45.

OBSERV. V. *Hydropisie causée par des obstructions froides Cachectiques à la suite d'une fievre-quarte,* 48.

OBSERV. VI. *Ascite avec une affection flatueuse jointe à des coliques violentes à la suite d'une fievre putride*, page 53.

OBSERV. VII. *Ascite survenu à la suite de la petite vérole*, 60.

OBSERV. VIII. *Hydropisie par infiltration, causée par la lenteur & l'épaississement des humeurs*, 63.

OBSERV. IX. *Hydropisie de poitrine, causée par une éréspele négligée & des sueurs supprimées*, 66.

OBSERV. X. *Hydropisie de poitrine causée par un polype & affection de l'ame*, 68.

OBSERV. XI. *Hydropisie de poitrine causée par une aneurisme près du cœur à la suite d'un asthme habituel*, 71.

OBSERV. XII. *Hydropisie de poitrine à la suite d'une oppression de poitrine, causée par l'épaississement & la ténacité des liquides*, 73.

OBSERV. XIII. *Hydropisie de poitrine à la suite d'une réplétion & oppression de poitrine*, 78.

*Lettre à MM. F**. & Duf**.* 91.

Observations, 128.

Extraits des Journaux de Médecine.

Observations.

Lettre à M. Bonafos, 1*.

Extraits des différens auteurs, 34*.

Observations sur les Hydropisies, & les effets des Pilules Toniques, 47*.
Observations faites par ordre de la Cour, sur les effets des Pilules Toniques, par M. Desmilleville, à Lille, 66*.
Observations faites par ordre de la Cour, sur l'effet des Pilules Toniques, par M. Daignan, à Calais, 80*.
Observations faites par ordre de la Cour, sur l'effet des Pilules Toniques, pour la curation de l'Hydropisie, par M. Dehorne, à Metz, 102*.

Fin de la Table.

PRÉCIS DE LA MÉTHODE D'ADMINISTRER LES PILULES TONIQUES DANS LES HYDROPISIES.

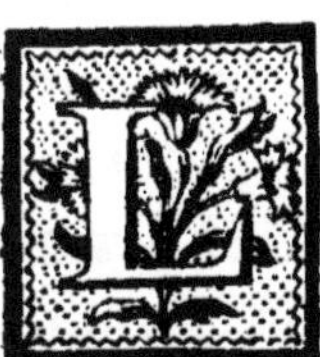

ES causes les plus ordinaires des Hydropisies difficiles à guérir sont l'atonie des solides, la tenacité & l'épaississement des fluides, d'où résultent les engorgemens & les obstructions. Les effets de ces causes sont de diminuer de plus en plus le ressort des solides, & de rendre les humeurs plus épaisses & tenaces, de rallentir les circulations, d'augmenter les engorgemens & de resserrer les obstructions; ces effets ne sont eux-mêmes que les premieres causes qui se font voir à un degré plus marqué, & produisent enfin l'infiltration ou l'épanchement de la matiere hydropique, dans une ou plusieurs cavités.

Les indications sont d'évacuer les humeurs qui sont prêtes à l'être, de délayer, inciser, dissoudre & résoudre celles qui sont trop épaisses & tenaces, de donner du ressort aux fibres motrices affoiblies, de continuer le même traitement tant que les mêmes indications subsistent, & enfin la situation des choses étant favorable, de réintegrer l'élasticité fibreuse par une gradation bien entendue ; voilà une longue besogne renfermée en peu de mots.

Nous avons dit que les effets de toute Hydropisie sont de diminuer le ressort des solides, de rallentir la circulation, d'épaissir les humeurs, de causer des engorgemens & des obstructions, quand il n'y en auroit point de préexistantes ; un remede qui rend du ressort aux fibres affoiblies, remet en mouvement les humeurs croupissantes, les attenue & les dissout, qui combat les obstructions & opere doucement par toutes les voies excrétoires, & dont la vertu précise est de remettre en mouvement oscillatoire uniforme le méchanisme des secrétoires & excrétoires languissans, peut & doit convenir & être employé avec succès dans toutes les Hydropisies. Des Expériences faites pendant trente années prouvent que les Pilules Toniques sont de tous les remedes connus celui dont les effets répondent le mieux à ces vûes.

Si la plûpart des Hydropisies jusqu'à nos jours ne se sont point guéries, c'est qu'on manquoit d'un remede qui put satisfaire aux indications proposées, & qui fut en même-tems assez efficace & assez doux pour que son usage pût être continué aussi long-tems qu'il est nécessaire pour guérir des maladies dont la cure est toujours longue.

Dans les Hydropisies qui viennent subitement chez des sujets jeunes & robustes, les eaux sont claires & fluides, la fibre est encore forte & les visceres sains ; la matiere hydropique peut aisément s'absorber, & cette maladie cede très-facilement aux premiers hydragogues. De pareils succès ont enhardi plusieurs Praticiens à donner les hydragogues & les drastiques indifféremment dans toutes les Hydropisies. L'expérience a constamment prouvé qu'il seroit inutile d'attendre les mêmes effets des remedes violens dans les Hydropisies qui dépendent des causes plus invéterées. (*a*)

La Paracenthese ne procure guères aux Hydropiques qu'un soulagement passager. Cette opération d'ailleurs, pour qu'elle soit heureuse, requiert une infi-

---

(*a*) Hoffmann, T. 2, Cap. 1, S. 26. Eorum qui diutiùs trahuntur morborum causas, plerumque esse obstructiones & indurationes minimorum vasculorum, in emunctoriis & glandulosis visceribus, quibus oppilatis, non potest, non ingens vitalibus succis conciliari impuritas, ac demum ipsa viscera & glandulosa excernicula penitùs oppleta & indurata & tumefacta, in putridam corruptionem exulcerationem cancrosam vel in abcessum concedere, aut funestis lymphæ effusionibus ansam suppeditare; *d'où il conclut dans la Section suivante :* nullam aliam suppetere methodum (his malis medendum) quam quâ vitalis ille vitæ sanitatisque author sanguinis & humorum per omnia vascula itus & reditus, liber reddirur, sordiumque per omnis generis ex cernicula evacuatio integra præstetur, adeoque obstructiones ubicumque consistunt expediuntur, atque humores, qui in vitio sunt per congrua emunctoria educuntur; jam verò ipsa dictitat ratio vasculorum obstructiones nec priùs solvi, nec succos vitiosos eliminari posse quam fluxiles, mobiles & ad exitum apti redditi fuerint. Hinc utique omnis per longos morbos sanandi methodus in eo continetur ut humores crassi mobiles ac fluidi efficiantur, dura emolliantur, stricta laxentur, & posteà validiori facto sanguinis impulsu per intensam solidorum actionem impacti humores concutiantur, dissolvantur, eluantur & sic obstructionum repagula resserentur. *Le même Auteur dit encore dans la Préface du quatriéme Tome, en parlant des maladies qui reconnoissent pour cause l'affection des visceres & l'atonie des solides :* in universum quippe tenendum est omnis generis morbos maximèque diuturnos non multa & varia sed pauca selecta & simplicia magis quam composita, leniora quam validiora desiderare remedia, sed eorum continuatione opus habere. . . . . nam uti natura in omnibus est simplex & simplices quoque morborum sunt causæ itaquoque in sanando & simplicitate & pauco apparatu gaudet.

nité de conditions de la part du Malade; dans certains cas cependant elle doit ne pas être négligée. L'expérience en a prouvé les avantages, quand elle est faite à propos, & soutenue adroitement par les secours de l'Art; & il est à croire qu'on pourroit par ce moyen sauver la plûpart des Malades, si elle étoit pratiquée dans l'Hydropisie de poitrine, dès les premiers momens qu'on est sûr de l'épanchement des eaux.

Quand même les Pilules Toniques ne pourroient point guérir, à cause de quelqu'obstacle insurmontable, telle qu'est la corruption d'un viscere, un squirre ou une atonie extrême, elles ne laissent pas d'opérer des effets surprenans, & de prolonger la vie, qu'elles rendent plus supportable; elles servent de base dans la cure de toutes les Hydropisies qui peuvent encore se guérir, (si l'on en excepte l'Hydropisie enkistée) même il y en a qu'elles guérissent sans aucun autre secours. Il en est d'autres qui exigent des remedes préliminaires, ou entremis, appropriés à l'espéce d'Hydropisie, par exemple, dans les Hydropisies qui sont produites par une cause chaude, une matiere atrabilaire, polypeuse, (*a*) il convient de donner des raffraichissans

(*a*) Boerhaave, Aph. 1237.

& des délayans, avant que de faire uſage des Pilules Toniques. On verra par les Obſervations ſuivantes quelle eſt la méthode d'en faire uſage dans les différentes Hydropiſies.

Tout remede, quel qu'il ſoit, a ſes limites, & ne peut agir avec ſuccès que quand il eſt employé à propos; les Pilules Toniques, de même ont leurs bornes, & pour qu'elles puiſſent opérer les heureux effets qu'une expérience confirmée nous permet d'en attendre, même dans des cas déſeſpérés, il faut qu'elles ſoient données dans les circonſtances indiquées, à juſte doſe, & qu'elles ſoient continuées aſſez long-tems avec un régime convenable.

Leurs opérations varient ſelon les circonſtances, & elles n'ont point d'action déterminée, ſi ce n'eſt celle de ſe prêter aux efforts actuels des parties motrices. Chez les uns, elles agiſſent par les ſelles; chez les autres, par les urines; quelquefois même, ce qui eſt rare; elles occaſionnent le vomiſſement; très-ſouvent elles operent par la tranſpiration, par des ſueurs, par l'expectoration & par un écoulement âcre & viſqueux par les narines, quelque fois même par une ſalivation ſi abondante, qu'on penſoit qu'il entroit du mercure dans la composition de ce remede. D'autres fois son usage est suivi de démangeaisons & d'éruptions cutanées ; il arrive même souvent que la plûpart de ces excrétions se font à la fois. Ces Pilules remplissent en cela les vûes d'Hippocrate. (a)

Elles font souvent revenir l'appétit ; il survient cependant quelquefois dans leur usage, comme nous l'avons observé, des nausées, des envies de vomir & des vomissemens occasionnés par des causes différentes qu'il est essentiel de distinguer. Quand il se trouve des matieres étrangeres dans les premieres voies, les Pilules Toniques les expulsent quelquefois par le vomissement ; ces vomissemens sont comme spontanés, se font sans grands efforts, & allegent les Malades ; dans ce cas l'on continue l'usage des Pilules Toniques avec un régime indiqué. Il y a encore des envies de vomir & des nausées, qui doivent être regardées comme salutaires ; c'est quand par des efforts légers les Malades jettent des humeurs gluantes & visqueuses, croupissantes sur-tout dans la poitrine. Dans ces circonstances l'usage des Pilules To-

(a) Sect. 1. Aph. XXI, XXV. Sect. 2. Aph. LI.

niques doit être de même continué ; mais les vomissemens ou les envies de vomir, qui se font avec des efforts considérables, un grand mal-aise, des dégoûts, des nausées suivies d'abbattement, sont des signes & des avertissemens de diminuer la dose des Pilules ou d'en suspendre l'usage.

Ces symptômes arrivent, ou quand il y a turgescence d'une matiere prête à être évacuée, & quand elle est trop abondante pour que les Pilules Toniques puissent l'éliminer. Ce remede se trouve comme noyé & fondu dans un pareil volume d'humeurs ; qui s'impregnent de sa force tonique, & donnent le mal-être & les nausées en agaçant. C'est ici le cas de donner des purgatifs, & de les réiterer. Quand au contraire les envies de vomir & la perte de l'appétit surviennent sans qu'on puisse soupçonner un amas d'humeurs dans les premieres voies, il faut en chercher la cause, ou dans la sensibilité extrême des solides, ou dans leur relâchement & leur affaissement, ou dans leur trop grande tension & roideur, ou bien dans la trop grande tenacité des humeurs, qui peut également se trouver avec l'état des solides lâche & roide.

La force oscillatoire & tonique de ces

Pilules eſt trop active & trop puiſſante pour des ſolides trop relâchés, & ils ſont mal affectés par l'impreſſion & l'action de ce remede, qui étant continué dans ce cas occaſionne des envies de vomir & des nauſées. Il faut donc en diminuer la doſe, & mettre en uſage conjointement avec ces Pilules les aromatiques, les épices, les vins de Bourgogne, d'Eſpagne, &c. les vins préparés, les herbes & racines ameres, aperitives, incisives avec les ſels convenables, en bouillon, en apoſême, en lavement; les gommes, les ſpiritueux, les eſſences, les baumes avec les ſyrops amers; quelquefois même on eſt obligé de ſuſpendre l'uſage des Pilules Toniques pour quelques jours, en continuant les remedes dont nous venons de parler.

Mais quand les ſolides ſont déja trop tendus, ces Pilules, en augmentant encore leur tenſion, donnent de même des mal-aiſes, des envies de vomir & des nauſées; en les continuant, on irriteroit ou donneroit des efforts inutils & pernicieux; on doit de même dans ce cas diminuer la doſe des Pilules, ou en ſuſpendre l'uſage, pour prendre & continuer les délayans; les diſſolvans, les atténuans, les réſolvans, les raffraichiſſans choiſis parmi les ſels, les herbes, les racines, les fruits, les acides, différentes préparations en infusion, le petit lait, la limonade, les aposêmes & les lavemens.

Enfin, quand les humeurs ont déja acquis un certain degré de tenacité & de spissitude, les Pilules Toniques font en se fondant une espece d'enduit qui tapisse l'estomach & l'œsophage, & elles causent un mal-être, la perte de l'appétit & des vomissemens; dans ce cas, il faut faire prendre, entre la premiere & la seconde prise de Pilules, un bouillon apéritif, stimulant, & un pareil le soir. Quand la tenacité & la spissitude est déja parvenue à un degré plus considérable, il faut non-seulement diminuer la dose des Pilules, & donner conjointement avec elles des remedes indiqués, mais même il en faut suspendre l'usage, & faire une cure préparatoire avant que de les employer.

La vertu oscillatoire, fondante & tonique de ces Pilules restera toujours illusoire, tant qu'elles ne seront pas accompagnées d'une quantité suffisante d'un liquide approprié, & elles pourront occasionner des envies de vomir, des nausées, la perte de l'appétit & des forces.

Dans ces cas d'empâtemens, d'engorgemens, d'obstructions, on est souvent obligé de suspendre l'usage des Pilules Toniques cinq, six ou sept fois & plus, jusqu'à l'entiere résolution & évacuation.

On peut comparer un Hydropique à un vaisseau ; ce qu'on y craint le plus, c'est le feu & le manque d'eau douce. Les Hydropiques de même n'ont rien tant à craindre que la tenacité & l'acrimonie des humeurs, l'aridité, l'endurcissement, l'inflammation & la gangrêne.

La dose ordinaire est de dix Pilules. Les Hydropiques prennent la premiere dose à sept heures, la deuxieme à neuf heures, & la troisieme à onze heures du matin. Les personnes d'un tempérammment robuste en prennent quinze ou vingt à la fois, de maniere que le total monte jusqu'au nombre de trente, quarante-cinq ou soixante par jour. (*a*) Il est rare qu'on soit obligé de diminuer la dose au-dessous de celle de dix ; (*b*) il est plus rare encore qu'on soit obligé de passer celle de vingt. Sur chaque prise,

(*a*) On a vû des Hydropiques qui en prenoient cent vingt par jour, & plus.

(*b*) Voyez l'Observation VI.

il faut prendre du bouillon, ou du petit lait citroné, chauffé chaque fois, ou de la tisane : tout cela se fait trois jours consécutifs. Si dans l'Hydropisie de poitrine la difficulté de respirer augmente vers la nuit, il convient alors de commencer à prendre des Pilules, vers les quatre, six & huit heures du soir, de la même maniere qu'il a été dit de les prendre le matin.

Dans certains cas, il est bon de mettre un plus grand intervale entre les prises des Pilules, & de prendre chaque fois un petit repas immédiatement après les avoir avalées. (*a*) On interrompt l'usage des Pilules chaque quatriéme jour. Si cependant elles ne produisoient point d'effets marqués, on les continueroit pendant huit jours, & plus, en augmentant tous les jours chaque dose de cinq.

Quand elles ont fondu & résout les humeurs, & quand elles les ont rendu fluxibles & méables, les humeurs rentrent dans les voies de la circulation, les Malades sentent quelquefois un certain mal-être, & le pouls devient intermittent ; si les Pilules Toniques seules ne suffisent point pour éliminer

---

(*a*) Voyez l'Observation VI.

les humeurs qu'elles ont fondues & rendues fluxibles, il convient alors, comme nous venons de le dire, de donner un minoratif ou un purgatif plus fort, & même de le répéter.

La nourriture la plus convenable, sont les carottes, les scorsoneres, les salsifis, les asperges, les choux-fleurs, les endives, le celeri, le ris, du gruau d'avoine, des œufs au lait, de la crême brûlée, des pommes & des poires en compotes mangées chaudes, la viande de poule & de veau, peu de pain & beaucoup de bouillon. Il est permis à ces Malades, il leur est même utile de faire usage à leur soif d'une boisson convenable. Ils ne doivent pas se rassasier à dîner, & doivent souper légerement. Si l'urine n'est pas échauffée, & qu'il n'y ait point d'autres indices du trop de chaleur, ou si les forces manquent, ils peuvent boire du vin blanc avec de l'eau, & même sans eau; dans ce cas, il convient encore de prendre de tems en tems une cuillerée de vin d'Espagne, ou quelques cuillerées de bon vin ordinaire, avec du bouillon ou avec de l'eau chaude & un peu de sucre.

Il est salutaire de prendre du mouvement, mais il faut qu'il soit modéré; les frottemens avec de la flanelle ou un drap fin, sur les bras, les cuisses, les jambes, les reins, le dos, le ventre, proportionnés aux forces, sont d'une très-grande utilité.

Les liqueurs, la pâtisserie, la graisse, les alimens grossiers & de difficile digestion, le froid, les efforts, les troubles de l'ame sont très-nuisibles. Rien ne retarde & ne contrarie plus la vertu des Pilules Toniques que les chagrins & la tristesse, puisque les effets de ces passions sont exactement opposés au méchanisme par lequel ce remede agit. (*a*)

S'il prend des sueurs aux Malades, pendant la cure ou la convalescence, ou même après, ils doivent s'y prêter, & même les seconder. Les lavemens à l'eau & au vin, avec différens ingrédiens selon les circonstances, sont d'un grand secours pour débarrasser, désobstruer & fortifier.

On se sert avec succès, sur la fin de la cure, des bains de vapeurs & des bains

---

(*a*) Hoffman, Tom. III., Cap. XIV, de Hydrop. Ex omnibus verò iis quæ sicut ad alias chronicas passiones, ita etiam maximè ad Hydropem conferre solent; principem ferrè locum tenent animi pathemata præsertim verò diuturnus animi mœror & angor, cui tanta inest vis atque potentia, ut visceribus fibrisque motricibus vigorem tonum ac robur substrahendo languidum sanguinis circulum & excretionum suppressionem producat.

secs

ſecs pour briſer, atténuer & réſoudre les reſtes des humeurs épaiſſies & pâteuſes, pour procurer des ſueurs, & pour fortifier les fibres relâchées & affoiblies.

On n'interrompt pas l'uſage des Pilules dans le tems des regles & des hémorroïdes. Les Convaleſcens doivent s'abſtenir long-tems des plaiſirs de l'Amour, & prendre tous les mois pendant trois jours conſécutifs quatorze Pilules Toniques, dans la premiere cuillerée d'un potage, en ſoupant pardeſſus.

Cette méthode ſert de préſervatif aux perſonnes menacées d'Hydropiſie, & les perſonnes du ſexe la ſuivent, pour prévenir les accidens fâcheux qui ont coutume d'accompagner ou de ſuivre le tems critique.

Il eſt quelquefois néceſſaire de prolonger la cure, pour fondre les humeurs, pour lever les obſtructions, pour corriger la mauvaiſe qualité des liquides, & pour réintégrer l'élaſticité des ſolides.

De tout ceci, il réſulte que les indications pour guérir les Hydropiſies, ſont très-ſimples; que les moyens de ſatisfaire à des indications ſi ſimples ſont très-difficiles & très-longs; & que dans toutes les Hydropisies invétérées, le plus essentiel de la cure est de ne la point précipiter.

D'après ce que nous venons de dire, le régime, ainsi que les remedes qu'il est nécessaire de donner conjointement dans plusieurs cas avec les Pilules Toniques doivent varier selon les maladies & leurs complications, qui peuvent être jointes à l'Hydropisie, selon leurs degrés, selon la différence des tempéramens & selon l'état actuel des choses. Quiconque veut guérir radicalement les Hydropisies qui peuvent encore l'être, doit avoir égard à toutes ces circonstances, & c'est selon les indications qui en résultent que la cure doit être plus ou moins prolongée, afin d'empêcher les rechûtes.

Il est donc important d'examiner quelle est l'espéce d'Hydropisie; quelle est la cause; si elle est venue à la suite des maladies aigues ou chroniques, comme des fiévres mal traitées; si elle dépend d'une cacochimie, cachexie, de la jaunisse ou du scorbut, &c. si elle est occasionnée par la répercussion d'une matiere érésipelateuse, rhumatismale, gouteuse, &c. par quelques excrétions habituelles supprimées ou trop abondantes & immodérées, comme par des hémorragies excessives; si elle est venue à la suite de quelques affections de l'ame; s'il y a engorgement, ou obstruction, ou induration, ou squirre; s'il y a des symptômes qui arguent un polype; si l'Hydropisie dépend & est entretenue par un vice chaud ou froid; s'il y a une acrimonie alkaline, muriatique; ou acide, visqueuse & tenace; si la respiration est difficile; si elle devient plus pénible sur le soir; si le Malade sent des engourdissemens autour du cœur; si après un leger mouvement il survient des palpitations & des battemens des carrotides; s'il y a altération; s'il y a appétit; si le goût est naturel; si les alimens pesent dans l'estomach; si la tumeur céde aisément à l'impression du doigt, ou si elle résiste; s'il y a immobilité ou roideur des membres; si les jambes sont rouges, enflammées, ouvertes, ulcérées; s'il y a crachement de sang; s'il en coule par les narines; quelle est l'haleine; quel est le pouls; quelle est l'urine, & sa quantité comparée avec la boisson; si les selles sont billieuses, noires, liquides; si elles sentent la corruption; si les parties supérieures sont maigres; quelle est la couleur du visage; si elle est pourprée après les repas; si le ventre est douloureux;

ſi les parties ſont enflées ; ſi l'enflure eſt venue tout-à-coup ou peu-à-peu ; ſi la tumeur change de figure ſelon les mouvemens du corps ; ſi la peau eſt blanche, tendue & renitente ou flaſque, livide & molaſſe ; ſi les vents ſortent, & ſi leur ſortie ſoulage ; s'il y a exomphale, ſi l'enflure a commencée par les pieds ou par le ventre ; ſi c'eſt la partie ſupérieure ou inférieure du ventre qui s'eſt enflée la premiere ; quel eſt le ſexe ; ſi les regles paroiſſent, & comment ; ſi la Malade a eu des enfans ; ſi la tumeur eſt indolente ; ſi elle peſe ſur les parties génitales ; ſi les mammelles ſont gonflées, &c. &c. Celſe dit : *eum rectè curaturum eſſe quem prima origo cauſæ non fefellerit.*

Les ſignes de l'Hydropiſie de poitrine ſont la fluctuation des eaux dans la cavité de la poitrine ; quand le Malade ſe couche d'un côté, la colomne d'eau du côté oppoſé péſe ſur la ſubſtance du poulmon, le viſage devient rouge, & la crainte de ſuffoquer oblige le Malade de changer bien vîte de ſituation ; il y a des palpitations, des engourdiſſemens du cœur & des battemens des carrotides ; le pouls eſt très-inégal ; il ſurvient une toux ſéche, ſur-tout le ſoir ; le ſternum eſt élevé ; la ſoif conſidérable ; l'urine limpide, ſouvent briquetée ; la reſpiration très-gênée ; au moindre mouvement du corps ou changement de l'Athmoſphere, elle devient plus laborieuſe.

Les Auteurs qui aſſurent l'exiſtence des polypes, donnent les ſignes ſuivans pour les reconnoître : des palpitations habituelles, augmentées par la moindre impreſſion ; l'irrégularité, la fréquence & intermittence du pouls ; & enfin des étouffemens fréquens ſans cauſe manifeſte.

Ces ſignes, s'ils exiſtoient avant l'Hydropiſie, & s'ils ſubſiſtent après l'évacuation des eaux, arguent des concrétions polypeuſes près de la ſource vitale.

L'Aſcite ſouvent ſe diſtingue très-difficilement de l'Hydropiſie enkiſtée ; les Hydropiques ſentent, dans le tems de la formation du kiſte, une douleur pungitive & une tenſion dans la partie cellulaire du peritoine ; le ventre eſt plus ſaillant, & ſuit moins les mouvemens du corps ; la reſpiration eſt moins pénible ; l'appétit ſe conſerve mieux, la ſoif eſt moindre ; la proportion de ce que le Malade boit eſt égale à ce qu'il rend par les urines, & le viſage eſt moins changé que dans l'Aſcite ; l'abattement & ſouvent la difficulté de reſpirer & une petite toux accompagnent l'enflure dans cette maladie, dont les ſymptômes deviennent d'abord très-ſérieux ; l'urine eſt rouge & briquetée ; l'œdeme des jambes, qui précede ou ſuit preſque toujours l'Aſcite, ne ſurvient qu'à la longue dans l'Hydropiſie enkiſtée. Cette maladie n'empêche point la groſſeſſe ; les menſtrues quoique déréglées ſe déclarent en plus grande quantité que dans l'Aſcite ; les remédes qui conviennent dans l'Aſcite n'ont que très-peu d'action ſur une tumeur enkiſtée ; l'une de ces Hydropiſies peut ſurvenir à l'autre.

Les parties moyennes du ventre ſe tumefient les premieres dans la Tympanite, la tumeur eſt moins peſante que dans l'Aſcite ; dans la Tympanite, la peau eſt blanche, tendue, élaſtique, renitente ; dans l'Aſcite, elle eſt flaſque, molaſſe, verdâtre, la tumeur tympanitique ne ſuit point les mouvemens du corps, le pouls eſt un peu accéleré & plus dur dans la Tympanite ; dans l'Aſcite, il eſt plus foible & plus lent. Ces deux maladies ſe trouvent très-ſouvent compliquées, l'une même ne ſçauroit trop long-tems ſubſiſter ſans occaſionner l'autre.

Dans la Tympanite abdominale, les vents ne sortent que rarement, & les Malades ne s'en trouvent point soulagés ; le ventre n'est ni libre, ni trop resserré, il est aisé à émouvoir, mais tous les remédes ne font qu'un très-petit changement dans cette maladie. Dans la Tympanite intestinale, les vents sortent plus souvent, les Malades s'en trouvent soulagés, & les remédes font un effet plus marqué.

Dans la Leucophlegmatie ou l'Anasarque, la tumeur est plus ou moins fluide, ou pâteuse ou emphysematique ; ces différences se reconnoissent au tact. Plus la tumeur est renitente & pâteuse, plus la cure est longue est difficile. La tumeur qui cede à la plus légere impression sans réaction est d'un très-mauvais signe, en ce qu'elle marque que la matiere hydropique n'est plus contenue dans ses propres vaisseaux, qui sont dans un état d'atonie & de macération.

Les signes de la tenacité sont la douleur, l'anxiété, la gêne & la lenteur de la circulation & des sécretions ; si à ces signes se joint un froid manifeste, alors la tenacité est froide, pituiteuse, phlegmatique ; mais si au contraire on y trouve une chaleur, une secheresse notable, alors la tenacité est chaude, bilieuse, atrabilaire. (*a*)

PROGNOSTIC.

Les Hydropiques qui sont sujets à des affections violentes de l'ame, sur-tout ceux qui ont des chagrins vifs, & qui sont plongés dans une grande tristesse, guérissent rarement ou jamais; si cependant l'un ou l'autre en réchappe, la rechûte sera toujours à craindre, à moins que la cause ou l'objet de ses affections puisse se détruire; la cure devient d'autant plus difficile que les parties supérieures maigrissent & que les inférieures augmentent par l'enflure; la tumeur qui céde tout-à-fait comme de la moële sans réaction, & celle qui est absolument dure, jointe à l'immobilité des membres, est d'une très-mauvaise espéce. L'Ascite purulent est incurable; l'Ascite avec la Tympanite & la Jaunisse est mortel.

Le prognostic se tire des forces qui restent, de l'intégrité ou de l'affection des parties organiques, de l'épaississement & de la tenacité des humeurs, du degré de leur acrimonie, de l'élas-

(*a*) Voyez Boerhaave Institut. de Médecine. 917.

ticité

ticité & du ressort, ou de l'atonie & de l'inertie des parties motrices, de la lésion des fonctions & de l'effet des remedes.

Le ventre douloureux, tendu, renitent, ou quand il tombe mol & flasque des deux côtés, lorsque le Malade est couché ; le visage d'une couleur olivâtre, les yeux enfoncés, errans ou fixés, le regard sombre, un assoupissement continuel, la langue chargée & gercée, l'inégalité & la foiblesse du pouls, une petite toux séche, provenante de la dilatation & de la rétropression du diaphragme, les déjections noires, copieuses, putréfiées, l'urine lixivielle, & le sang qui sort goutte à goutte par les gencives ou par les narines, sont d'un très-mauvais augure. C'est encore un mauvais signe, quand les Hydropiques n'ont pas soif, avec des symptômes graves. En général, la cure devient d'autant plus longue, plus difficile, ou tout-à-fait impraticable, selon que les causes sont plus fortes ou plus invéterées.

OBSERVATION PREMIERE.

Ascite avec Anasarque universel, causé par des obstructions.

UN homme de quarante-cinq ans, d'un tempérament sanguin, billieux, sentoit depuis dix-huit mois des embarras dans le bas-ventre, & surtout vers la région du foie. Malgré l'usage de différens remedes, l'enflure se déclara aux jambes & à la région hypograstique; pour la dissiper, on employa les hydragogues, & pour la prévenir on prescrivit un régime austere, sec; on recommanda sur-tout l'abstinence de la boisson. L'enflure disparut après l'usage des hydragogues & des diurétiques; mais au bout de quelques jours elle reparut plus forte que la premiere fois. On répeta les mêmes remedes, qui furent suivis à peu près des mêmes effets, c'est-à-dire qu'ils diminuoient & qu'ils évacuoient presqu'en entier la matiere hydropique, pour la deuxiéme & pour la troisiéme fois; mais à la quatriéme rechûte les hydragogues ne produisirent plus les mêmes effets: ils mettoient le Malade dans un état d'éretisme, de douleur & de mal-aise; le sommeil se perdoit, l'urine devenoit plus rare, plus rouge & plus briquetée, la respiration plus difficile, la soif plus urgente & le pouls fébril. Le Malade avoit un dégoût universel pour tous les alimens, sur-tout pour la viande & les bouillons. Tous les membres étoient dans un état de roideur & d'immobilité, & l'enflure recevoit à peine l'impression du doigt.

Dans cet état, le Malade prit les Pilules Toniques, trois jours de suite, dix le matin à six heures, dix à huit heures, & dix à dix heures. Sur chaque prise de Pilules il avaloit du bouillon, ou d'une tisane faite avec le chiendent & la canelle, on y ajoutoit des raisins de Corinthe, ou du miel, au goût du Malade. Le quatriéme jour on interrompoit les Pilules, pour les recommencer le cinquiéme, & ainsi de suite. La nourriture étoit humectante & délayante; il prenoit matin & soir un bouillon fait avec une demi-livre de veau réduit à une chopine & demie; on y faisoit bouillir, le tems qu'il faut pour cuire un œuf frais, deux poignées d'endives & une poignée d'oseilles. Il prit la moitié de ce bouillon le matin, entre la premiere & la seconde prise de Pilules, & l'autre moitié l'après-diner. Dans chaque bouillon on faisoit fondre un demi-gros de sel ammoniac.

Comme le Malade étoit très-altéré, il buvoit beaucoup les premiers jours, & il enfloit davantage. Au bout de six jours cependant les urines commencerent à percer; on augmenta la dose des Pilules de cinq, & deux jours après de dix; de façon que le Malade en prit vingt à la fois, c'est-à-dire soixante par jour. Dans les vingt-quatre heures il eut quatre à cinq selles d'une matiere glaireuse, bilieuse; les excrémens changerent très-souvent de couleur; le quinziéme jour de la cure, il rendit même du sang noir, fœtide, corrompu avec les excrémens.

L'appétit & le sommeil revinrent, la soif tomba, & à la fin de la troisiéme semaine les urines coulerent librement & en quantité; le Malade, qui auparavant étoit incommodé par une toux séche, & par une gêne au-dessus du diaphragme, crachoit en abondance une matiere épaisse, tenace, visqueuse, & il survenoit des sueurs: malgré toutes ces excrétions, cependant la tumeur ne diminuoit point, parce que l'humeur hydropique étoit si tenace & si pâteuse qu'elle sembloit occuper plus d'espace à mesure qu'elle se délayoit & qu'elle s'atténuoit. Pour rendre le bouillon plus actif, on le faisoit avec deux poignées de fumeterre ; quand il étoit passé, on y faisoit fondre deux scrupuls de sel de tartre ; il en prit la moitié le matin & le reste l'après-dîner.

Sur la fin du mois, l'enflure se prêta beaucoup mieux, & le pouls devint intermittent ; je prescrivis la médecine suivante :

℞. Du jalap, } deux scrupules.
Du tartre vitriolé, }
Du nitre purifié, un scrupul & demi.

Mettez le tout dans une phiole, ajoutez-y une once & demie d'eau commune, & une demi-once de syrop de chicorée composé & une goutte d'huile de clou de gérofle, pour une médecine, à prendre à la fois, chauffée au bain-marie.

Comme les humeurs avoient été prépa,

rées, le Malade rendit une grande quantité de matieres glaireuſes. Le lendemain étoit jour de repos. Le ſur-lendemain il continua les Pilules & les bouillons à l'ordinaire.

Le cinquantiéme jour de la cure l'enflure fut conſidérablement diminuée ; le Malade ſe fit frotter deux fois par jour les bras, les jambes, le ventre, les reins & le dos avec un morceau de flanelle ; il ſe promena dans ſa chambre & dans le jardin.

Il prit, les jours qu'il interrompit les Pilules, un lavement fait avec deux verres de bouillon & un verre de vin blanc ; on y faiſoit fondre deux ſcrupuls de ſel ammoniac. Le Malade garda ce lavement tant qu'il put ; en ſe couchant tantôt d'un côté, tantôt de l'autre, en ſe frottant tout doucement le ventre.

Il continua ainſi deux mois, l'enflure fut comme diſſipée, le Malade cependant ne ſe ſentit point d'appétit, l'eſtomac fut gonflé, & l'eſprit inquiet ; il prit une médecine ordinaire faite avec une once & demie de manne, un gros de rhubarbe, un ſcrupul de nitre & une once de ſyrop de chicoré composé.

Le lendemain de la médecine il prit

trois fois par jour un verre de ce vin médical, qu'il continua une semaine. ℞. Une once de bayes de genievre, une demi-once de bayes de laurier; faites-en une poudre grossiere, pour la mettre en infusion pendant vingt-quatre heures, avec trente onces de bon vin blanc; faites la colature.

Comme les excrémens étoient très-fœtides & sentoient la corruption, on ajoutoit aux lavemens qu'il prenoit (chaque jour un, ou au moins un tous les deux jours) un gros & même davantage d'esprit de nitre dulcifié, ou trois ou quatre cuillerées de vinaigre.

Une demi-heure avant le dîner, il prit douze gouttes de cette mixture:

℞. De l'esprit de sel ammoniac anisé,
De la teinture d'écorce d'orange,
De la liqueur minérale d'Hoffman,
} un demi-gros.

Mêlez le tout.

Ces remédes lui faisoient jetter beaucoup de vents; l'appétit & les forces revenoient, mais l'enflure reparut de nouveau; il reprit les Pilules Toniques, en continuant le vin médical. Au bout de trois semaines l'enflure fut totalement dissipée. Je fis appliquer un emplâtre de ciguë sur la partie la plus affectée du foie. Le Convalescent continua encore pendant deux mois à prendre tantôt le bouillon, tantôt le vin médical, & tous les trois ou quatre jours un lavement, & on éloignoit petit à petit les prises des Pilules ; il les interrompoit pendant trois jours ; il les prenoit deux jours de suite ; il restoit six jours sans en prendre ; ensuite il les prenoit tous les quinze jours ; & enfin, jusqu'au rétablissement entier, il continuoit d'en prendre tous les mois, trois jours de suite, quinze à la fois, à l'entrée du souper, dans la premiere cuillerée d'un potage. (*a*) (*b*)

Les eaux de la premiere Hydropisie s'évacuent toujours assez facilement ; mais les rechûtes qui ont toujours coutume de survenir (soit parce qu'on ne cherche point à remédier à la cause primordiale du mal, ou que cette premiere cause ne puisse point se guérir, tels que peuvent être un squirre, une obstruction considérable, trop invétérée, un aneurisme, un polype, &c.) résistent souvent

---

(*a*) Hyp. Aph. XII. S. 2.

(*b*) Cels. Libr. IV, Cap. 5. Quomodo quisque æger se refecerit, eodem sanus utatur, nam redit huic imbecillitas sua, nisi iisdem defenditur. bona valetudo quibus reddita est.

aux remedes les plus forts, comme ce cas nous le prouve avec mille autres. En voici les raiſons. Les eaux de la rechûte ſont toujours plus épaiſſes, la circulation des humeurs eſt plus rallentie, les eaux deviennent encore plus denſes par leur ſéjour, elles croupiſſent, deviennent tenaces & ineptes à être abſorbées; & quant même les eaux conſerveroient leur premiere fluidité, à la ſuite de pluſieurs rechûtes elles ne pourroient cependant plus être abſorbées, parce que les vaiſſeaux abſorbans ſont bouchés, engorgés & obſtrués, par une matiere tenace, viſqueuſe, & parce qu'en même-tems les ſolides tombent dans une ſi grande atonie, que les vaiſſeaux perdent leur diametre, & ne peuvent plus ni abſorber, ni conduire, pas même les liquides les plus tenues & les plus fluides. C'eſt dans ces circonſtances qu'on conſeille quelquefois la Paracentheſe. Quels en ſont les avantages, & quels ſuccès doit-on en eſpérer? Que faire dans ces cas? Inſiſter ſur les hydragogues, c'eſt à coup ſûr empirer le mal; on ôte le peu de fluides qui reſte, les liquides ſe condenſent davantage, l'atonie des ſolides augmente, les ſymptômes de la maladie aggravent, & tout va de mal en pis. Ces ſortes de remedes ne conviennent pas d'ailleurs à des inteſtins tels qu'on les trouve dans les rechûtes des Hydropiſies. Une grande partie de la cure, ſi elle peut encore ſe pratiquer, dépend de la prudence du Médecin, de la docilité & de la patience du Malade. Les bons effets des remedes ne peuvent être que très-lents dans ces cas. Les Malades, ſe voyant toujours dans le même état, ſe laſſent de continuer des remedes qu'on ne doit ceſſer de mettre en uſage, tant que les mêmes indications ſubſiſtent. Ce n'eſt qu'inſenſiblement qu'on peut délayer & atténuer les humeurs épaiſſes, & réſoudre les obſtructions, & ce n'eſt que par des remedes proportionnés à l'état actuel de la foibleſſe des parties motrices qu'on doit entreprendre de les fortifier. (*a*)

On étoit obligé, ainſi que cela arrive quelquefois, de ſuſpendre l'uſage des Pilules Toniques ; quelquefois même il faut préparer les Malades avant que de les employer, comme nous l'avons déja obſervé.

(*a*) Et uti in maquis rebus perficiendis tempore ſufficiente opus eſt, ſic pariter id valet in artis operibus. Hoffm. in Præfat. Tom IV. de Viſcerum labe.

Pour réuſſir dans les opérations indiquées en pareil cas, il faut préparer une partie des humeurs denſes, tenaces, par les inciſifs, par les délayans, par les atténuans; il faut la rendre aſſez fluxile & aſſez tenue (même au riſque d'augmenter l'enflure, ainſi que cela eſt arrivé) pour qu'elle puiſſe être abſorbée par les embouchures & pores des vaiſſeaux mis en activité requiſe. On évacue petit à petit ce qui a été ainſi diſpoſé, par les excrétoires les plus convenables, puis on attaque une autre partie, & on l'évacue de même, ce qu'on répete autant de fois qu'il eſt néceſſaire, en ménageant toujours les forces.

Pendant cette cure l'enflure reparut, comme elle revenoit quand on inſiſtoit ſur les hydragogues & ſur un régime ſec; mais avec cette différence, que la matiere de la rechûte devenoit toujours plus pâteuſe & tenace, tandis qu'elle étoit plus fluide dans la rechûte qui eſt survenue pendant notre cure.

La rechûte dans les Hydropiſies eſt occaſionnée ou par un ſimple relâchement des ſolides, ou par la trop grande fluidité des liquides, ou bien par la tenacité des humeurs, par leurs engorgemens, ou par des obſtructions qui n'ont pas été enlevées. Si la rechûte dépend des deux premieres causes, on peut la prévenir par une nourriture convenable, par des restaurans & des toniques gradués ; mais si elle dépend des dernieres causes, comme dans ce cas-ci, il faut plutôt avoir égard aux obstructions, aux engorgemens, à la tenacité & à l'acrimonie des humeurs, qu'à l'Hydropisie elle-même, dont on tenteroit vainement la guérison, si on ne cherchoit point préalablement à en détruire les causes.

Quand les obstructions ou les endurcissemens sont fort considérables, il faut bien du tems, beaucoup de constance & de circonspection pour les résoudre ; on n'y parvient que par le moyen des évacuans toniques, accompagnés partout des résolvans & des humectans convenables & choisis, possédans en outre une vertu alimenteuse : c'est ce que notre méthode a coutume d'effectuer.

Si les apéritifs végétaux ne suffisent point, on en employe de plus puissans, tirés du régne minéral.

OBSERVATION
DEUXIÉME.

Aſcite cauſé par des obſtructions & des hémorrhagies.

UN homme de trente-cinq ans, d'un tempérament vif, ſanguin, colérique, eſſuyoit des pertes de ſang ſi conſidérables par les hémorrhoïdes, qu'il tomboit dans un état de langueur & d'abattement, au point de ne preſque plus pouvoir parler. L'œdême des jambes ſurvint bientôt; le ventre ſe tuméfia, & quoiqu'il étoit très-diſtendu par des matieres flatueuſes, la fluctuation ſe ſentoit aiſément; les parties ſupérieures avoient beaucoup maigri; le pouls étoit petit, dur, l'urine crue, la ſoif conſidérable, la couleur de la peau pâle, cendrée, le ſommeil inquiet & l'appétit abſolument perdu. Le Malade prit pendant ſix ſemaines toutes ſortes de remedes ſans ſuccès. Je fus enfin conſulté. Je portai mes vûes à ramollir, à déboucher les engorgemens & les obſtructions, à délayer & à évacuer tout doucement les flatuosités & les sérosités, & enfin à redonner le ressort & les forces aux parties languissantes, & à réparer les bons sucs, qui avoient été enlevés par la perte; on remplit ces indications par la méthode suivante.

Le Malade prit trois jours de suite, chaque jour, trente Pilules Toniques, dix à six heures du matin, dix à huit heures & dix à dix heures; sur chaque prise de Pilules, il avaloit ou un bouillon, ou du petit lait préparé avec l'acide du citron; on ajoutoit sur chaque tasse de petit lait un peu de sucre, de la canelle pulvérisée, ou du succin, ou des yeux d'écrevisses, au goût du Malade, qui en bût à sa soif; il interrompit les Pilules le quatriéme & le cinquiéme jour. Le quatriéme, il prit le matin un lavement de dix onces de petit lait tiédi, auquel on ajoutoit deux gros de canelle bien pulvérisée. Le cinquiéme jour, il prit un lavement fait avec deux verres de bouillon & un verre de vin; on fit délayer & fondre dans ce lavement un demi-gros de la poudre des Pilules Toniques; il retint chaque lavement le plus qu'il pût, avec les précautions indiquées dans le cas précédent. Le lendemain il revint aux Pilules Toniques, qu'il prit pendant trois jours, il les discontinua le quatriéme & le cinquiéme jour pour reprendre les lavemens, & ainſi de ſuite pendant deux mois.

Si à la longue le petit lait répugnoit, on pourroit lui ſubſtituer des bouillons humectans, réſolutifs, préparés avec des racines récentes de ſcorſonere, de chiendent, de chicorée, d'orange douce, d'oſeille, &c.

La nourriture doit être légere, facile à digérer, un tant ſoit peu aromatiſée & reſtaurante; il eſt bon de faire pluſieurs repas par jour, & de ne manger que peu à la fois. Une cuillerée de vin de Canarie ou de Malaga, doit précéder les repas; la tiſane ou le petit lait ſert de boiſſon ordinaire; le Malade en buvoit à ſa ſoif, de même que de l'eau trempée avec du bon vin. Au défaut de vin d'Eſpagne, on peut donner ou un peu de rotie au ſucre, ou du ſyrop de vin.

Le quatriéme jour de la cure, les urines coulerent plus abondamment, & le Malade eut trois, quatre à cinq ſelles dans les vingt-quatre heures, & il jettoit beaucoup de vents. Au bout de quinze jours il ſe trouva beaucoup ſoulagé, & le ventre déſenfla.

A la fin du mois, le ventre étoit mol, ſouple, l'appétit & le ſommeil étoient bons & les forces revenoient. Les alimens l'incommoderent, lorsqu'il en prit une portion un peu trop forte, pour y obvier, il fit quatre repas par jour.

Le soixante-dixiéme jour de la cure, le Malade n'avoit plus aucune apparence d'enflure, il se lava par propreté les pieds dans l'eau tiéde, & sur le champ, ils se tuméfierent : pour y remédier, je lui ai conseillé de baigner ses pieds dans du vin chaud, de les frotter avant & après ce bain, avec un morceau de flamelle chauffée sur la fumée des aromats.

Pendant plusieurs mois de suite, il prit trois grains de mastich, une demiheure avant chaque repas, & il observa le régime que nous avons indiqué pour se préserver de rechûte, & s'assurer une guérison parfaite.

Dans les affections ascitiques, on ne doit évacuer les sérosités déplacées & accumulées, que par des remedes toniques, & cela encore tout doucement, avec circonspection & ménagement, pour ne pas dissiper en même-tems le peu de forces restantes; il faut au contraire se donner tous les soins pour conserver la vigueur vitale, tant par les remedes, que par une nourriture choisie, donnée

donnée à propos, afin de gagner assez de tems pour se défaire petit à petit des humeurs ascitiques, & pour redonner peu-à-peu le ton & le ressort aux fibres languissantes.

L'ouverture des cadavres ascitiques fait voir que son mal tire le plus souvent son origine du foie vicié ; de-là sont aussi quelquefois occasionnées des hémorrhagies très-funestes.

OBSERVATION

TROISIÉME.

Ascite, avec commencement de Tympanite, survenu à la suite d'une fiévre quarte.

UN homme de cinquante ans, d'un tempérament sanguin, vif, très-colérique, bouillant & emporté, grand buveur, fut attaqué au milieu de l'hiver d'une Pleurésie avec une toux catarhale ; le Malade fut rétabli par les soins de son Médecin ; la toux cependant l'incommodoit toujours. Pour s'en délivrer, il prit du miel souvent & en quantité ; au bout d'un mois, le Malade fut saisi d'une fiévre quarte très-rebelle ; il prit le quinquina à forte dose ; l'enflure peu après se déclara au ventre, avec fluctuation & une forte tension ; les pieds enflerent de même, & les parties supérieures maîgrirent ; le Malade étoit privé du sommeil & de l'appétit ; il avoit une grande altération, avec une langueur universelle ; le pouls étoit dur & l'urine rouge, briquetée ; malgré les avis d'habiles Médecins, le mal empiroit.

Je lui fis prendre, trois jours consécutifs, chaque jour quinze Pilules Toniques ; sçavoir, cinq à six heures du matin, cinq à huit heures, & cinq à dix heures. Il resta deux jours sans prendre de Pilules ; chacun de ces deux jours le Malade prenoit le matin un lavement de six onces de bouillon, dans lequel on délayoit un demi-gros de la poudre des Pilules Toniques ; & sur le soir, il prenoit un deuxiéme lavement, fait de dix onces de petit lait citroné, auquel on ajoutoit quarante grains d'yeux d'écrevisses & deux gros de canelle pulverisée ; il gardoit chaque lavement tant qu'il lui étoit possible.

Le cinquiéme jour, le Malade reprit des Pilules pendant trois jours, de la même maniere qu'il a été dit ci-dessus, & continua ainsi pendant deux mois.

Dans les vingt-quatre heures le Malade

buvoit au moins vingt onces de petit lait citroné, après y avoir mêlé trente grains d'yeux décrevisses & un gros de canelle pulvérisée, avec du sucre, ou sans sucre; les deux premiers jours de cette cure, le Malade n'avoit pris pour nourriture que du bouillon & du petit lait citroné, chauffé chaque fois; les autres jours il mangeoit à dîner une soupe avec un peu de poule, ou du veau, du ris, du vermigel, du gruau d'avoine, des légumes; le souper étoit encore plus léger; le vin étoit interdit; il buvoit de la tisane ordinaire, quelquefois la limonade étoit permise. Dans l'état de convalescence, on cuisoit des fleurs de camomille dans de l'eau, & après avoir entouré le corps nud d'un drap & d'une couverture, on en déterminoit les vapeurs vers le basventre; & pour les multiplier on éteignoit des cailloux ardens dans la décoction; pendant ces opérations le Convalescent se faisoit frotter le ventre, les reins & le dos.

Comme il étoit très-colérique, pour lui ôter les occasions de se facher, on lui conseilla de se faire transporter ailleurs, jusqu'à son parfait rétablissement; il le fit, & eut la satisfaction de retourner chez lui bien portant.

La fiévre eſt ſouvent un moyen duquel la nature ſe ſert pour ſe débaraſſer des cauſes morbifiques, & il eſt de la prudence d'un Médecin de l'aider dans ſes ſalutaires entrepriſes & de les ſeconder.

Si l'on avoit inſiſté aſſez long-tems ſur l'uſage des humectans, des apéritifs & des toniques modérés, ſans avoir égard à la fiévre, mais à ſa cauſe (j'entens les engorgemens & les obſtructions) les mouvemens fébriles eux-mêmes ſurvenus ſi à propos auroient fait parvenir les humectans, & les apéritifs juſqu'à la matiere obſtruante pour la délayer peu-à-peu & l'attenuer juſqu'à ſa parfaite réſolution. Le quinquina, bien loin d'avoir été avantageux dans ces circonſtances, a empiré le mal & a mis le Malade dans une état déſeſpéré.

Les mouvemens fébrils, modérés ſous la direction d'un Medecin prudent & circonſpect, peuvent être d'un ſecours ſans égal dans la plus grande partie des maladies.

Le miel poſſéde effectivement une vertu ſavonneuſe, déterſive, qui a ſon grand mérite, lorſqu'il eſt ſuffiſamment délayé, donné modérément & par intervale; mais le miel pris en quantité, par un ſujet colérique, l'échauffera, le desséchera, & favorisera les obstructions, & même les endurcissemens par sa qualité spiritueuse, saline, huileuse.

Les excrémens, ou pour mieux dire le petit lait, bû assez copieusement, sortoient par intervale par le bas, par jet, avec une grande explosion sonore ; le long usage de ce petit lait, joint à l'usage continuel des Pilules Toniques, accompagné d'un regime de vie humectant, convenable, avoit humecté, délayé & attenué les humeurs épaisses arrêtées dans les vaisseaux obstrués, & leur avoit rendu leur fluidité naturelle ; il avoit en même-tems arrosé les parties motrices, rigides & desséchées, & il leur avoit ainsi redonné leur flexibilité tonique, pour achever peu-à-peu à déboucher les vaisseaux encore obstrués & à ramollir les endurcissemens restans.

OBSERVATION

QUATRIÉME.

Cachexie icterique avec Ascite.

APrès avoir mis en usage differens remedes dans un Ascite précédé d'une Cachexie icterique, on employa enfin la ſcille. Le tout cependant alla de mal en pis. On demanda mon avis, qui fut que la Malade prendroit tous les jours, ſoir & matin, un bouillon, dans lequel on faiſoit bouillir chaque fois une demi-poignée de fumeterre. Quand il étoit paſſé, on y faiſoit fondre quinze grains de ſel ammoniac & huit grains de ſel d'abſynthe; la Malade continua ce bouillon pendant quinze jours, avec le régime que je conſeille aux Hydropiques.

Après ce bouillon, elle en prit un autre, fait avec une orange douce & dix grains de tartre vitriolé. Le huitiéme jour, il ſurvint une toux, avec une grande oppreſſion, & elle commençoit à cracher une matiere épaiſſe, viſqueuſe, entremêlée de ſang; l'urine étoit rare & briquetée, & la tumeur hydropique, au lieu de diminuer, augmenta au point que la Malade craignoit de ſuffoquer; c'eſt dans ce cas que je fis prendre à la Malade les Pilules Toniques à la doſe de dix, avec la méthode ordinaire. La tumeur hydropique, de pâteuſe, renitente & tenace qu'elle étoit, fut délayée & rendue fluxile, par les bouillons apéritifs & fondans, & par un régime humectant; l'effet fut tel qu'on pouvoit l'eſpérer: les évacuations de la matiere hydropique ſe faiſoient à la fois par les ſelles, par les urines, par la ſueur & par les crachats, & au bout de ſix ſemaines l'enflure étoit toute diſſipée ; la Malade ſe plaignoit encore d'une toux très-incommode, avec des crachats blancs, pituiteux & la reſpiration n'étoit pas encore aiſée.

Elle prit chaque troiſiéme jour dix Pilules Toniques à l'entrée du ſouper, en obſervant le régime des Convaleſcens ; le matin & le ſoir elle avaloit un bouillon, auquel on ajoutoit huit cuillerées de ſuc de carottes exprimé ; elle prenoit deux heures avant chaque repas un demi-gros de canelle bien pulvériſée, mêlé avec trois gros de ſyrop de chardon-benit ; elle ſuivit cette méthode pendant vingt jours ; elle prenoit enſuite trois fois par jour, dans un bouillon, une gelée faite avec une livre de jarrêt de veau, deux onces de râclure de corne de cerf & une demi-once d'eſtomac de poulets ſéchés ; ſur la fin de la cuiſſon, on ajoutoit une poignée de creſſon.

Elle terminoit enfin la cure par prendre une demi-heure avant chaque repas une cuillerée de ſyrop de chardon-benit avec ſept gouttes de baume du Pérou noir.

C'eſt à deſſein que cette cure a été

prolongée, afin d'avoir le tems suffisant de vaincre la tenacité des humeurs, & de corriger leurs mauvaises qualités, & enfin pour fortifier les solides affoiblis, & les mettre en état de pouvoir résister à de nouvelles collections de matieres hydropiques. Nous avons tourné toutes nos vûes sur les premieres causes du mal, sans beaucoup nous mettre en peine des effets; & dans les Hydropisies en général, nous ne faisons pas tant attention au volume, ou à la quantité, qu'à l'espéce de la matiere hydropique, & à l'affection des solides.

OBSERVATION

CINQUIÉME.

Hydropisie causée par des obstructions froides, cachectiques, à la suite d'une fiévre quarte.

IL reste presque toujours, après toutes les maladies longues, une foiblesse & un relâchement dans les solides; les digestions, les secrétions & les excrétions se font avec peine; les fluides contractent une inertie, une viscosité qui donnent

donnent lieu aux engorgemens & aux obstructions, & cela d'autant plutôt que la bile est en moindre quantité, ou qu'elle est plus dégénérée. (a)

Un homme de trente-sept ans ne se crut pas plutôt quitte de la fiévre quarte, qu'il devint Hydropique. Nous venons de donner les causes de cette maladie secondaire.

Il fit usage pendant deux mois du vin scillitique, de différentes opiates, des cendres de genest avec le vin du Rhin, sans aucun autre bon effet, si ce n'est que les urines couloient un peu plus abondamment ; la difficulté de respirer devenoit plus considérable, l'appétit & le sommeil étoient perdus, les forces entiérement abattues, le visage boursouflé & d'une couleur plombée ; l'enflure augmentoit de jour à autre ; le pouls étoit petit, enfoncé & intermittent. Il prit les Pilules Toniques à la maniere accou-

(a) Hoffman. Tom. IV, Cent. II & III, S. IV, Cas 183. Et si corporis habitum, quo noster pollet spongiosum, flaccidum, vasis copiosis exilibus tamen refertum consideramus in eo ipso dispositionem ac miram aptitudinem ad concipiendum viscerum labem deprehendamus, quùm enim in hujusmodi corporis cursus humorum per exiliora vascula fit difficilior & nimià eorumdem moles partium solidarum atque motricium robur mirificè debilitat, facile patet ratio cur ea ad sanguineas excretiones, morbos chronicos & præsertim œdematosos inclinatio.

tumée, si ce n'est qu'au lieu d'un bouillon ordinaire, il prenoit sur chaque dose de Pilules un bouillon fait avec l'armoise; il avaloit le matin, l'après-dîner & sur la nuit, chaque fois, un verre de ce vin médical : ℞. Trois gros de summités d'absynthe, de la menthe & de la majorane, de chaque un gros & demi ; de la racine de galanga, de zedoaria & de gingembre, de chaque un gros ; une demi-once de semence de fenouil ; cinq gros de canelle, & un demi-gros d'écorce d'orange; mêlez & hachez le tout, pour le mettre en infusion dans six pintes de bon vin.

La nourriture étoit facile à digérer, restaurante, & un peu aromatisée.

Le second jour de la cure, l'urine couloit en plus grande quantité, & elle déposoit une matiere gluante, tenace; la respiration devenoit plus libre, & l'appétit meilleur; au bout de quelques jours le visage désenfloit, & à la fin de la quatriéme semaine la tumeur étoit comme dissipée; les forces cependant & le sommeil ne revenoient point; le Malade étoit beaucoup tourmenté des vents; il interrompit les Pilules pendant dix jours, pour prendre trois fois par jour, chaque fois une cuillerée de la mixture suivante :

℞. De l'eſſence carminative de vedelius,
De la teinture d'écorce d'orange, } un demi-gros.

De l'eſprit de nitre dulcifié, deux ſcrupuls.

Du ſyrop de chardon-benit, deux onces.

Mêlés le tout, pour en faire une mixture. Les vents ſortoient, le Malade faiſoit bien ſes fonctions, le ſommeil & les forces revenoient; il faiſoit des embrocations ſur ſon eſtomac, avec la liqueur ſuivante, chauffée chaque fois:

℞. De l'eſprit de vin dix onces, du miel deux onces, du ſel ammoniac deux gros, & du gingembre un gros.

Le pouls devenoit plus fort, quelque fois même il étoit accéléré, l'altération augmentoit de tems-en-tems, & le Malade buvoit à ſa ſoif de la tiſane ordinaire; l'enflure ſembloit reparoître. Le Malade reprit les Pilules, comme la premiere fois, chaque quatriéme jour qu'il ne prenoit point de Pilules, on lui donnoit un lavement fait avec huit onces d'eau tiede & quatre onces de vin; on faiſoit fondre dans chaque lavement un gros de ſel ammoniac; il continua ainſi pendant trois ſemaines.

Les humeurs épaiſſes & tenaces qui

restoient après la premiere évacuation furent délayées, & rendues assez fluxiles cette fois-ci, pour pouvoir être éliminées la deuxiéme fois ; le Convalescent, pour achever sa guérison & se préserver de rechûte, continua les Pilules de la maniere que nous avons indiquée. Il prit encore pendant quelque tems les lavemens, le vin, ou le bouillon médical.

On travailloit dans cette cure à ébranler, à diviser & à attenuer les humeurs visqueuses, froides, & à les remettre en état de méabilité & de fluidité, pour pouvoir être évacuées ; on travailloit en même-tems à communiquer aux liquides qui devoient rester leur premiere vertu vitale ; ce qu'on a obtenu par l'usage prudent & circonpect des sels, des aromatiques & des vineux.

OBSERVATION SIXIÉME.

Aſcite, avec une affection flatueuſe, jointe à des coliques violentes.

UN homme d'un tempérament ſec, colérique, délicat, autrefois ſujet à des rhumatiſmes, après avoir eſſuyé des chagrins & des fatigues d'un voyage pénible, fut ſaiſi d'une fiévre putride, ſur la fin de l'automne, avec un dévoyement conſidérable; il ne fut pas plutôt quitte de ſa premiere maladie, que l'Aſcite ſe déclara, avec tous ſes ſymptômes. Malgré la ſcille, la gomme gutte & le jalap, l'enflure augmenta, ou pour mieux dire, tous les ſymptômes devoient empirer par un traitement ſi mal entendu; le Malade ſouffroit des douleurs de colique cruelles; il prenoit pour les calmer des lavemens émolliens; la tenſion du ventre augmentoit encore, par l'uſage des hydragogues & des émolliens. La ſoif ne répondoit point à la force des autres ſymptômes, & le Malade conſervoit toujours une eſpéce d'appétit. Dans cet état, on tira onze pintes d'eau par la paracenthese; il n'étoit pas difficile de prédire que la rechûte suivroit de près la ponction; on se détermina trois semaines après à en faire une deuxiéme; on continua les hydragogues; le ventre enfloit de nouveau; la respiration devenoit très-laborieuse; les urines, d'une très-mauvaise espece, ne couloient que goutte à goutte, & les coliques devenoient si violentes, que le Malade, pour les calmer, fut obligé de prendre, pendant six semaines, tous les soirs, jusqu'à neuf grains d'opium à la fois; il tomboit depuis huit jours souvent en défaillance en allant à la garde-robe; le sommeil étoit perdu, les forces toutes abattues, & le visage, les bras & la poitrine entiérement décharnés. Tel étoit l'état du Malade lorsque je fus consulté; je pensois suivre le conseil de Celse, Livre V, Ch. III, *est prudentis hominis primum eum, qui servari non potest, non attingere, ne videatur occidisse quem sors ipsius interemit*; mais les amis du Malade me presserent de lui donner mes soins. Je tâchai de prolonger ses jours & de diminuer ses douleurs. Je lui conseillai de prendre douze Pilules par jour; quatre le matin, à huit heures, en prenant un peu de chocolat par-dessus; quatre à une heure, en dînant par dessus, & quatre à huit heures, en prenant un potage immédiatement après; le régime étoit délayant, humectant, restaurant; je lui permis de manger cinq, six, sept fois par jour, mais toujours très-peu à la fois; il buvoit à sa soif une boisson de son choix: c'étoit une décoction de la seconde peau de féves de marais, à laquelle il ajoutoit un peu de vin de Malaga. Dès le second jour les urines percerent, il alloit deux fois à la garde-robe; le huitiéme jour les douleurs diminuoient; il jettoit beaucoup de vents, & le ventre étoit moins tendu; le quinziéme jour, il dormoit mieux; on commença à diminuer la dose d'opium de deux grains; il prenoit tous les deux jours un lavement de bouillon à l'orange, avec un tant soit peu de vin; au bout de cinq semaines, le Malade reprit des forces & de la gaieté; l'enflure se dissipoit, & il se présentoit naturellement des sueurs qui l'allégeoient; les accès de coliques cependant redoubloient quelquefois, & il lui survenoit encore, quoique plus rarement, des défaillances.

On interrompoit les Pilules, en mettant l'intervale de deux ou trois jours, selon les circonstances.

Le Malade à la fin du deuxiéme mois

commença à prendre les jours qu'il ne prenoit point de Pilules trois petites cuillerées de la mixture faite avec l'essence carminative de Vedelius ; la teinture d'écorce d'orange, l'esprit de nitre doux & le syrop de chardon-benit, la premiere cuillerée le matin, la seconde quatre heures après le dîner, & la troisiéme avant de se coucher.

On augmentoit la dose des Pilules selon les forces du Malade ; il en prenoit à la fin du deuxiéme mois huit à la fois ; c'est-à-dire, vingt-quatre par jour ; l'enflure alors étoit assez dissipée pour se convaincre au tact que le mesentere & le foye étoient farcis d'obstructions, le ventre étoit douloureux au tact le plus leger ; il paroissoit même plus sensible vers la région inférieure du foye, & je crus pendant quelque tems, de même que le Médecin qui voyoit le Malade avec moi, que la tumeur tourneroit en suppuration. Le Malade n'avoit cependant aucun accès de fiévre ; ses crachats conservés dans un verre déposoient une matiere blanche, comme filamenteuse, & il surnageoit une humeur qui ressembloit à la salive ordinaire, ils étoient d'une très-mauvaise odeur.

Le troisiéme mois le Malade ne prenoit plus que deux ou trois grains d'opium, il dormoit tranquillement, les coliques étoient rares, les douleurs très-légeres, il n'avoit plus de syncope, & il faisoit bien toutes ses fonctions; enfin il alloit beaucoup mieux qu'on avoit d'abord osé se le promettre; mais s'étant livré à un emportement, la fiévre, l'insomnie, l'abattement & une défaillance survinrent avec une rétention d'urine : il ne prit pendant les premieres vingt-quatre heures, que de la limonade chauffée avec un peu de vin, & sur le soir du gruau. Les Pilules furent supprimées jusqu'à ce que le Malade fut plus tranquille. Le sixiéme jour il les reprit, les urines coulerent en abondance, le sommeil & l'appétit reparurent, les crachats, les sueurs & toutes les excrétions se rétablirent.

Le Convalescent commençoit à reprendre chair & il se portoit de mieux en mieux, il continua encore pendant six mois l'usage des Pilules à différentes doses & par intervale, en prenant en même-tems tantôt une gelée faite avec le salop ou une gelée au cresson ou à l'orange: il prit ensuite des bouillons apéritifs, & il revenoit à la gelée, & puis au bouillon, on soutenoit ainsi les forces & on travailloit à lever les obstructions.

Dès qu'il put ſupporter les frottemens, il commença chaque jour matin & ſoir par ſe frotter tout doucement la poitrine, enſuite le ventre toujours en deſcendant & toujours un peu plus fort, puis il ſe faiſoit frotter les reins & le dos, les bras, les cuiſſes & les jambes.

Le Convaleſcent eut quelques éruptions cutanées légeres & des accès de rhumatiſmes. Depuis deux ans il ſe porte bien avec la précaution de prendre de tems en tems des Pilules, & le printems & l'automne des bouillons apéritifs.

Les Pilules Toniques priſes en petites doſes éloignées & mêlées avec des alimens convenables offrent plus de ſurface & elles agiſſent d'autant plus doucement, que les doſes ſont moins fortes & plus éloignées. Chez notre Malade, les Pilules Toniques à la doſe ordinaire auroient trop agacé des fibres très-foibles & très-irritables, (*a*) il falloit donc proportionner leur action au dégré de la foibleſſe & de l'irritabilité actuelle. Ces Pilules priſes en différentes doſes

---

(*a*) Dans ce cas, on peut encore prendre les Pilules de cette maniere. Délayez huit, dix ou quinze Pilules dans une cuillerée de bonne eau-de-vie; noyez le tout dans une taſſe de décoction d'eau de borrage.

mêlées avec des alimens de qualité & quantité convenables, n'agacent que légerement, flatent & fortifient les fibres les plus fatiguées & les plus sensibles : on en augmente la dose à mesure que la fibre devient plus forte; on conçoit que les gradations sont lentes & que la cure doit être très-longue & qu'elle consiste particulierement dans un régime bien entendu & bien suivi. Tandis que les mêmes indications subsistent, il ne faut cesser d'y satisfaire.

Le Malade pendant la cure eut très-long-tems le ventre fort douloureux & très-tendu & souvent constipé, en pareil cas les lavemens émolliens ne soulageroient que pour le moment, & ils augmenteroient la douleur, la tension & la constipation en affoiblissant & en relâchant les intestins de plus en plus, les lavemens au bouillon & au vin au contraire fortifioient & nourrissoient, nétoyoient & charrioient; c'étoient les indications qu'il falloit remplir.

Il n'est pas rare de voir qu'après l'usage des Pilules Toniques il survienne différentes éruptions cutanées & que d'anciennes douleurs rhumatismales se réveillent, dans le cas où ces Hydropisies ont été occasionnées par leur répercussion.

OBSERVATION
SEPTIEME.

Ascite survenu à la suite de la petite vérole.

UNe fille, âgée de douze ans, fut attaquée de la petite vérole, & quoique son corps fut absolument couvert de boutons, la matiere variolique trop abondante ne put sortir en entier par l'éruption, & il en reflua une partie sur les visceres du bas ventre. A force de soins, elle réchappa de cette maladie; mais il lui resta un abattement général, un mal aise par tout le corps & de fréquentes défaillances de cœur.

Les parens les premiers s'apperçurent d'un mouvement de cœur extraordinaire & irrégulier, les Médecins jugerent que c'étoit un Aneurisme.

La matiere variolique, transportée par métastase sur les visceres du bas ventre, avoit dû causer des engorgemens, des obstructions & une fiévre lente, & le mal devoit augmenter; en effet, l'Hydropisie commençoit à se déclarer, de jour en jour l'enflure devenoit plus considérable, les parties supérieures maigrissoient à mesure que les inférieures enfloient davantage. Un dégoût pour tous les alimens, une soif ardente & une grande difficulté de respirer tourmentoient la Malade, qui quoiqu'avec un penchant continuel au sommeil ne pouvoit que très-rarement en goûter les douceurs; les diurétiques & les hydragogues & autres remedes usités en pareils cas, furent mis en usage pendant six mois; on prescrivit une diéte rigoureuse & desséchante, on deffendit toute boisson; en réfléchissant sur la cause de la maladie, on doit s'appercevoir qu'un pareil traitement, loin de soulager la Malade, devoit au contraire aggraver son mal; en effet les obstructions augmenterent, la difficulté de respirer devint plus considérable & la soif plus pressante; la langue & le gosier se desséchèrent; la maigreur du visage, de la poitrine & des bras étoit extrême; l'enflure des parties inférieures augmentoit, l'urine étoit plus rare & plus briquetée, l'étranglement & la foiblesse du pouls, le dégoût de tous les alimens, un sommeil léthargique, des yeux cavés & mourans, un étouffement continuel, & enfin l'extrême foiblesse de la Malade, faisoient craindre chaque jour pour ſa vie ; je fis prendre à la Malade, pendant trois jours, le matin, vingt-quatre Pilules Toniques, huit à ſept heures, huit à neuf heures & huit à onze. Le quatriéme jour, elle interrompit les Pilules, pour les reprendre le cinquiéme & les continuer pendant trois jours, les interrompre au quatriéme, ainſi de ſuite ; ſur chaque priſe elle avala de la tiſane ou du bouillon ; le régime étoit humectant, délayant & fortifiant ; dès le troiſiéme jour la ſoif fut moins preſſante, le ventre plus libre, les urines percerent, l'appétit & le ſommeil revinrent ; dès le quinziéme jour l'enflure diminua à vûe d'œil. Je fis prendre à la Malade trois fois par jour d'une gelée faite avec la râclure de corne de cerf, du jarret de veau & des eſtomacs de poulets pulvériſés, on ajouta ſur la fin de la cuiſſon la moitié d'une orange ; elle en prit chaque fois une cuillerée fondue dans un bouillon : l'extrême maigreur de la Malade exigeoit ce ſecours.

L'enflure ne paroiſſoit preſque plus au bout de ſix ſemaines ; à la fin du ſecond mois de la cure, les battemens du cœur étoient moins forts & moins fréquens. Ses bras reprirent une nouvelle chair, & des couleurs plus vives ranimerent ſon teint.

Pour continuer des effets auſſi heureux, je conſeillai à la Convaleſcente de prendre pendant trois ſemaines, tous les huit jours, les Pilules Toniques à la maniere accoutumée, enſuite tous les quinze jours pendant deux mois; actuellement elle en prend tous les mois pendant trois jours de ſuite.

Cette jeune fille, qui ſix mois auparavant touchoit aux portes du tombeau, jouit maintenant d'une ſanté parfaite & de la gaieté ordinaire à ſon âge; elle fait librement toutes ſes fonctions; elle grandit & prend de l'embonpoint.

OBSERVATION

HUITIEME.

Hydropiſie par infiltration, cauſée par la lenteur & l'épaiſſiſſement des humeurs.

UNe fille de ſoixante-ſix ans but de l'eau froide tandis qu'elle étoit en ſueur & qu'elle avoit bien chaud; peu de tems après, les jambes s'enflerent, la reſpiration devint pénible, les forces diminuerent, la tumeur augmenta tellement, qu'au bout de quinze jours aucune partie du corps n'en fut exempte. L'enflure étoit si tenace que le doigt avoit peine à y faire impression; la Malade étoit altérée, quelquefois elle ne l'étoit pas; elle n'avoit point d'appétit, le pouls étoit dur, petit, enfoncé & l'urine pâle; elle n'avoit ni froid, ni chaud, & le ventre n'étoit ni reserré, ni relâché. Je lui ai prescrit des Pilules savonneuses au poids de douze grains, à en prendre autant quatre fois par jour, en avalant pardessus un bouillon très-léger, où on avoit fondu quinze grains de sel ammoniac; elle prenoit en même-tems soir & matin un bouillon de fumeterre.

La boisson ordinaire étoit de l'eau tiéde, avec du vin, de la canelle, du sucre ou du miel.

Au bout de huit jours, l'enflure se prêtoit beaucoup mieux; elle alloit plus souvent à la garde-robe, & elle crachoit une matiere épaisse, visqueuse & tenace.

A la fin de la troisiéme semaine, elle prit les Pilules Toniques à la dose de quinze, avec le régime ordinaire, soir & matin, elle prenoit un bouillon au cresson avec la terre foliée de tartre.

Le quarantiéme jour de la cure, elle

étoit

étoit toute désenflée, elle prit trois fois par jour une petite cuillerée de cette mixture :

℞. Du syrop d'absynthe, trois gros.
Du baume noir du Pérou, trente gouttes.

Et ensuite, une heure avant le repas, de tems en tems une demi-once de syrop de chardon-benit avec un scrupule de canelle bien pulvérisée.

L'eau froide, en entrant dans un corps échauffé, condense les liquides, les secrétions se font moins librement, les liquides s'épaississent de plus en plus, deviennent imméables & causent des engorgemens, la difficulté de la respiration & l'œdême.

Dans ces cas, il faut par des savoneux délayer les humeurs épaissies & ébranler ensuite légerement par des mouvemens oscillatoires les solides engorgés, afin de les débarrasser de la matiere qui leur est à charge.

La cure doit être humectante, résolutive, stimulante, & à la fin corroborative & fortifiante.

OBSERVATION NEUVIEME.

Hydropiſie de poitrine cauſée par un éréſipele négligé & des ſueurs ſupprimées.

UN homme de ſoixante-trois ans, d'un tempérament fort, ſanguin, fut atteint il y a douze ans d'un éréſipele ſcorbutique, qui, après avoir été négligé, eſt rentré dans le corps. La nature cherchoit à réparer cette faute, en excitant une ſueur copieuſe après minuit, qui revint toutes les nuits vers la même heure, pendant longues années, chaque fois avec un allégement marqué; mais ſitôt que la ſueur étoit une ſeule fois ſupprimée, il s'en reſſentoit. Ces ſueurs habituelles furent enfin totalement arrêtées; de ce moment datoit le commencement des ſymptômes les plus fâcheux, & le premier fut la difficulté de reſpirer, avec une tumeur aux pieds, qui gagnoit petit à petit les cuiſſes, les mains, les parties & le bas-ventre. Le Malade, très à ſon aiſe du côté de la fortune & très-docile aux conſeils des

Médecins, exécutoit ponctuellement tout ce qui lui avoit été prescrit ; mais le mal, rébele aux remedes, empira, au point que le Malade ne pouvoit plus se coucher, ni dormir, ni respirer qu'avec une peine extrême.

L'urine étoit rare & rouge, la soif urgente, le pouls inégal, l'esprit inquiet ; le Malade prit le matin à six heures quinze Pilules Toniques, & autant à huit heures, & encore autant à dix ; sur chaque prise de Pilules, il avala du bouillon ou du petit lait citroné, chauffé chaque fois, & cela trois jours de suite ; les Pilules furent interrompues chaque quatriéme jour ; il continua ainsi pendant six semaines, avec le régime prescrit, & il fut rétabli, à la réserve d'une petite sueur qui se présentoit toutes les nuits.

Huit mois après la guérison, la difficulté de respirer & la tumeur aux pieds reparoissoient un peu ; mon avis fut de faire tirer le printems & l'automne dix onces de sang du pied, & de prendre tous les matins, à six heures six Pilules Toniques, & une pareille dose à huit heures, & encore autant à dix heures, en buvant chaque fois par-dessus trois onces de petit lait citroné chauffé, & de continuer ainsi pendant quinze jours, &

au lieu de souper de ne prendre que quinze onces de lait chauffé ; quoique le souper soit mince, il seroit nuisible de se rassasier à dîner ; la boisson au tems de dîner sera deux ou trois verres de vin blanc avec beaucoup d'eau.

OBSERVATION

DIXIEME.

Hydropisie de poitrine, causée par un polype & affection de l'ame.

UNe demoiselle de cinquante ans, d'un tempérament sanguin, toujours assez bien réglée, jouissoit d'une bonne santé, malgré un pouls depuis longues années constamment très-irrégulier : après deux pulsations presque réglées, trois moindres pulsations fortement accélérées se suivoient sans systole sensible ; ces inégales pulsations, qui subsistoient long-tems avant la maladie dont il s'agit, durerent pendant tout son cours, & encore après sa guérison ; les Médecins les attribuoient à un polype près du cœur.

Un chagrin survenu plongea cette demoiselle dans une grande & longue tristesse ; la respiration devint peu-à-peu laborieuse, le battement des carrotides très-apparent; l'enflure survint, augmenta & s'étendit des jambes aux cuisses, aux mains & aux bras.

La Malade intimidée sur sa situation, eut recours aux Médecins & aux remedes ; mais malgré les remedes qu'elle avoit suivis avec exactitude, le mal ne laissa point d'empirer. La tumeur hydropique augmenta de jour en jour, la respiration devint plus pénible, & la soif plus pressante, il lui survint des nausées & des insomnies, & elle fut dans un abattement total. Les sérosités hydropiques, qui avoient séjourné pendant quelques mois dans les parties inférieures, s'y manifesterent enfin par leurs qualités acres, inflammatoires, & occasionnerent une éresipele à la jambe gauche accompagné de vives douleurs.

Un parent, témoin plusieurs fois des bons effets des Pilules Toniques, les conseilla à la Malade, qui les prit de la même maniere que dans le cas précédent, si ce n'est qu'au lieu de quinze elle n'en prenoit que douze à la fois.

Comme les Pilules Toniques operent doucement par toutes les voies excrétoires, notre Malade urinoit copieusement, pouſſoit cinq ſelles dans les vingt-quatre heures, crachoit beaucoup de phlegme & de pituite, ſe mouchoit ſouvent, & tranſpiroit fort librement; elle alloit de mieux en mieux, & ſe rétablit ainſi au bout de ſix ſemaines; il lui reſtoit cependant une certaine tumeur flatueuſe autour des chevilles des pieds & aux tarſes, ſans autre incommodité, ſi ce n'eſt celle de porter des chauſſures de laine. Comme le polype eſt ineffaçable, il s'agiſſoit déſormais de vivre avec ſon ennemi en certaine intelligence, j'entends ne rien faire entrer dans le corps qui pût échauffer, agiter, deſſécher, comme liqueurs, caffé, pâtiſſeries, graiſſe, moutarde, ſucreries, épiceries, vin rouge, &c. même il ſeroit bon de ſe paſſer tout-à-fait de vin en pareil cas. Les grands mouvemens, la chaleur, le froid, les efforts, les fortes paſſions, ſont très-nuiſibles; & enfin, pour maintenir la ſanté, je preſcrivis à la Convaleſcente de ne ſouper qu'avec du lait chauffé, de ne boire que de l'eau, & de ſuivre la méthode pour ſe préſerver des rechûtes.

Le polype étoit ici la cauſe éloignée ou prédiſpoſante à l'Hydropiſie; le chagrin & la triſteſſe ont été la cauſe occaſionnelle: ces deux cauſes enſemble ont conjointement produit l'affection hydropique ; une ſeule de ces cauſes même ſuffit quand elle perſiſte aſſez long-tems pour occaſionner l'Hydropiſie.

OBSERVATION
ONZIEME.

Hydropiſie de poitrine, cauſée par un aneuriſme près du cœur, à la ſuite d'un aſthme habituel.

UN Négociant de ſoixante-ſix ans ſouffroit pendant pluſieurs années des oppreſſions de poitrine ; ſon pouls étoit très-irrégulier, & on ſentoit à la main un battement violent & contre nature près du cœur. Les bouillons pectoraux avoient adouci le mal ; mais depuis pluſieurs mois l'enflure s'eſt montrée aux mains, aux pieds, aux cuiſſes & au ventre ; ſur la nuit le Malade étoit toujours beaucoup fatigué par une toux accablante, ſuivie de dégoût ; quoiqu'il bût beaucoup, l'urine étoit rare & rouge ; l'oppreſſion & l'anxiété augmenterent de plus en plus. Après avoir pris pluſieurs remedes ſans ſoulagement, il ſe voua aux Pilules Toniques, & en prit quinze à la fois, à la maniere accoutumée. Tout alloit mieux, à la réserve du pouls, qui continuoit à être inégal & irrégulier; on observoit trois petites pulsations dures, tendues, profondes, inégales entr'elles, suivies immédiatement d'une grande pulsation; le cœur, gêné dans son action, en raison de l'obstacle qu'il avoit à surmonter, se vuidoit environ à demi par les trois petites premieres contractions, & en surmontant enfin l'obstacle par la quatriéme contraction, il se vuidoit en entier. Dès que les effets de l'aneurisme troubloient la santé; les Pilules Toniques moyennoient chaque fois une tréve; mais comme la cause du mal ne put pas s'extirper, la cure ne put être que palliative.

OBSERVATION

OBSERVATION DOUZIEME.

Hydropisie de poitrine, à la suite d'une oppression de poitrine, causée par l'épaississement & la tenacité des liquides.

UN Religieux, d'un tempérament sanguin, replet, bien coloré, sujet à des accès de rhumatismes goutteux, se plaignoit, à l'âge de soixante-deux ans, d'une oppression de poitrine & d'une respiration pénible; il maigrit beaucoup, & quelque-tems après ses jambes s'enflerent. Après l'usage de quelques remedes l'enflure disparut, mais elle revint & fut encore dissipée pour la deuxiéme & la troisiéme fois. On conçut une fausse indication, c'étoit de sécher les humidités infiltrées aux pieds; on prescrivit en conséquence une quantité de sauge en infusion bien chargée, à prendre quatre grandes tasses par jour, pendant trois semaines. La tumeur sembloit se dissiper; mais trois jours après elle reparut plus fort que jamais, avec une inflammation à la gorge & une aridité générale par-tout le corps ; on ſaigna & on purgea le Malade ; la difficulté de reſpirer augmenta, le ſommeil & l'appétit ſe perdirent, les mains s'enflerent, ſur-tout la gauche ; l'urine, d'une couleur rouſſâtre, couloit en très-petite quantité ; le pouls étoit ſerré, le battement des carotides très-apparent, le viſage d'un rouge bleu foncé ; l'enflure devint tous les jours plus conſidérable, elle étoit renitente & pâteuſe.

Le Malade prit quatre fois par jour dix grains de ſavon de Veniſe, & par deſſus quinze grains de ſel ammoniac, avec une taſſe d'eau tiéde légerement mielée, ou avec un peu de limonade ; le régime étoit humectant, raffraichiſſant, apéritif ; le vin étoit déffendu, ou il n'étoit permis d'en boire qu'avec beaucoup d'eau.

Tous les deux jours, le matin, il reçut un lavement avec une demi-once de ſavon de Veniſe, qu'il gardoit auſſi long-tems qu'il pouvoit.

Le ſeptiéme & le huitiéme jour, le Malade crachoit du ſang noir.

Le neuviéme il fut ſaigné ; le tiſſu du ſang étoit très-ſerré, tenace, coëneux, la reſpiration devint plus libre, & le pouls ſe développa un peu.

On continua les Pilules de ſavon &

le sel ammoniac jusqu'au dix-neuviéme; le pouls étoit dur & plein, & le visage trop coloré; le Malade fut resaigné; le sang étoit fort coëneux comme le premier.

Le vingtiéme, le Malade prit le matin un demi-gros de borax de Venise dans trois onces d'eau tiéde, & autant quatre heures après midi.

Il continua le borax pendant quatre jours; la respiration étoit toujours très-gênée, le pouls dur & plein, le gosier sec & aride.

Le vingt-cinquiéme, le Malade fut resaigné pour la troisiéme fois.

Le vingt-sixiéme, il prit les Pilules Toniques à la dose de quinze, avec la méthode ordinaire. Dès le second jour, les urines percerent; il commençoit à expectorer une matiere épaisse, tenace, & il alloit quatre à cinq fois à la selle dans les vingt-quatre heures; la respiration devint plus libre, & l'enflure diminua : au bout de quinze jours les Pilules Toniques ne faisoient plus les mêmes effets; le Malade reprit, de deux jours l'un, le matin & le soir, un demi-gros de borax, avec du suc de becca-bunga, & l'autre jour il prit un scrupule de mercure doux. Le sixiéme jour après cette alternative, le Malade commença à reprendre les Pilules Toniques avec un bouillon raffraichiſſant, apéritif; les urines paſſerent en quantité & il rendit copieuſement par les ſelles; la reſpiration devint moins laborieuſe, le pouls plus ſouple, la couleur du viſage approcha plus de la naturelle.

Trois ſemaines après l'uſage des Pilules Toniques, il les interrompit pendant huit jours, pour prendre ſoir & matin un bouillon de veau, avec des herbes rafraichiſſantes; on y faiſoit fondre le matin deux ſcrupules de terre foliée de tartre.

Il ſe remit à prendre les Pilules Toniques; il les continua cette fois-ci juſqu'à l'entiere évacuation de la matiere hydropique; & comme la rechûte étoit à craindre, il prit de tems en-tems les bouillons raffraichiſſans, apéritifs, & tous les quinze jours les Pilules Toniques à la doſe de dix-huit à l'entrée du ſouper, trois jours de ſuite en ſuivant le régime le plus exact.

Il prenoit durant la cure, tous les deux, ou tous les trois jours, un lavement d'eau mielée, avec ou ſans vinaigre.

La boiſſon ordinaire étoit des eaux minérales, ferrugineuſes, avec un peu de vin.

On voit par le traitement de cette

maladie, qu'au lieu de chasser les sérosités & les liquides hors du corps, on ne s'est occupé que d'y en faire entrer à force, par la boisson & par les lavemens; & au lieu de desséchans, on préscrivit des humectans, des délayans, pour remédier à la cause prochaine du mal, j'entends la tenacité des humeurs.

Il fallut préparer le Malade avec les apéritifs, les fondans & les raffraichissans, avant que de faire usage des Pilules Toniques, & on les a interrompu, parce que leurs effets auroient toujours été illusoires, tandis que la tenacité des humeurs subsistoit, & que les solides étoient dans un état de tension & de rigidité.

Si les personnes âgées maigrissent sans cause manifeste, c'est pour l'ordinaire la densité, la tenacité des liquides arrêtés dans les vaisseaux roides & rétrécis en cet âge qui en est la cause; ces liquides ne fournissent plus de bonne lymphe; cet état est suivi de près d'une fâcheuse acrimonie, d'une langueur des fibres, & de plusieurs maladies chroniques.

Si on saigne en pareil cas, on tire le sang le plus coulant; si on purge par les selles, ou par les pores, avant que d'avoir preparé les humeurs dépravées, on évacue la partie la plus liquide; celle qui reste devient plus tenace, & le mal empire.

Il faut donc assez long-tems délayer atténuer, liquefier, lubréfier, résoudre & désobstruer (toujours en soutenant les forces) avant d'évacuer.

Les saignées fréquentes & copieuses faites dans un tempérament phlegmatiques, lâche, cachectique, disposent à l'Hydropisie; les saignées, au contraire, réitérées à propos dans un tempérament sanguin, où le sang est tenace, coëneux, préservent de l'Hydropisie.

OBSERVATION

TREIZIEME.

Hydropisie de poitrine, à la suite d'une réplétion & oppression de poitrine.

Un homme de soixante-dix-huit ans, d'un tempérament sanguin, colérique, vif, d'un grand embonpoint, fut inquiété pendant plusieurs années de suite d'attaques de vertiges; il eut même une légere attaque d'Apoplexie, occasionnée par une réplétion visqueuse. Après s'être servi de beaucoup de remedes, la matiere morbifique s'étoit jettée sur la poitrine, & y avoit causé un asthme ſpaſmodique, flatueux, accompagné d'une tumeur œdemateuſe aux bras, aux pieds, aux parties, aux cuiſſes & au ventre; le tout ſe termina enfin par une Hydropiſie de poitrine bien caractériſée.

Le Malade s'eſt ſervi de pluſieurs remedes, qui n'avoient fait que d'empirer ſon état; à-peine put-il dormir quelques momens pendant la nuit, à cauſe de la gêne de la reſpiration, de l'anxiété & de l'oppreſſion, & pendant le jour il avoit un penchant continuel & inſurmontable au ſommeil, quoique par l'avis des Médecins, il fit tout ſon poſſible pour y réſiſter. Le pouls étoit enfoncé & dur, l'urine preſque de couleur naturelle; il lui étoit impoſſible de ſe coucher ſur les côtés, & il ne pouvoit dormir qu'aſſis; il étoit ſombre & inquiet.

Il prit les Pilules Toniques; au nombre de quinze à la fois, de deux en deux heures, à la méthode ordinaire.

Au bout de huit jours, le Malade faiſoit des efforts pour vomir; par ce moyen, il crachoit une matiere aërienne, viſqueuſe, ſemblable au blanc d'œuf un peu épaiſſi.

Il ſe plaignoit ſouvent d'étourdiſſemens, de douleurs aux lombes & aux reins, & il étoit dégoûtê du vin & des viandes.

Le quinziéme jour, les mains & les pieds commençoient à frissonner le matin & le soir; ce symptôme fébrile revenoit tous les jours, aux mêmes heures, sans être suivi de chaleur notable.

Dans les vingt-quatre heures, il faisoit pour l'ordinaire six selles, & l'urine passoit au mieux; les crachats visqueux étoient fréquens & copieux; l'une & l'autre de ces excrétions redoublées le soulagerent beaucoup.

Le vingt-uniéme, l'urine s'étoit pour la premiere fois troublée; quelques jours avant ce changement d'urine, le Malade fut de mauvaise humeur, taciturne & brusque; il avoit une répugnance pour tous les alimens.

Les Pilules Toniques mettent de pareilles maladies languissantes en vigueur; & alors l'appétit étant suspendu pour quelque tems, l'occasion est très-favorable pour faciliter les désopilations, pour seconder les évacuations & pour procurer de la fluidité aux humeurs tenaces.

Le pouls, enfoncé jusqu'à ce tems, commença à se développer.

Dès le commencement de la cure, il sortoit quelquefois, goutte à goutte, une ou deux cuillierées de sang de la narine gauches; & les sérosités couloient très-fréquemment des deux narines.

Le vingt-deuxiéme, il ſouffroit des épreintes, & une eſpece de teneſme ; les vaiſſeaux hémorrhoïdaux, farcis d'un ſang atrabilaire commençoient à ſe débarraſſer.

Le vingt-troiſiéme, on remarquoit une petite ſoif ; on fit une tiſane de reinettes, de petits raiſins de Corinthe & de canelle ; le Malade buvoit en outre du petit lait citroné.

Le vingt-cinquiéme jour de la cure, il crachoit ſans peine une matiere viſqueuſe, entremêlée de filamens de ſang.

Le vingt-ſixiéme, il fut ſaigné ; le ſang étoit trés-porté à la concrétion ; il jetta cette nuit beaucoup de crachats ſanguinolens.

Le vingt-ſeptiéme, il ſe plaignit d'avoir la tête débile & comme étourdie ; on y appliqua des ſachets d'herbes aromatiques cuites dans de bon vin.

Le vingt-huitiéme, les crachats ſanguinolens continuerent avec ſoulagement ; & comme la reſpiration étoit aiſée, je lui conſeillai de profiter de la méridienne.

Les flatuoſités réſiſtoient, & le ventre grondoit toutes les fois qu'il avaloit ou du petit lait, ou du bouillon ; les vents ſortoient ſouvent par en-haut, mais plus ſouvent par en-bas.

Je lui fis continuer une nourriture légere & liquide, tant pour consumer les humeurs superflues, pour humecter, délayer & résoudre plus facilement, que pour corriger les liquides.

Le trentiéme, le Malade se disoit foible; il prit pour cette raison un bouillon après minuit; les mains commencerent à désenfler, & elles se riderent.

Le trente-uniéme au matin, il saigna un peu de la narine droite, se mouchoit toujours beaucoup, & les crachats étoient encore quelquefois sanguinolens.

Les forces & la gaieté revenoient peu-à-peu.

Le trente-deuxiéme, la tumeur aux pieds diminua notablement, & les crachats cesserent d'être sanguinolens.

Le trente-cinquiéme, les extrémités du nez, des mains & des pied frisonnoient matin & soir; il n'avoit plus de penchant vicieux au sommeil, il crachoit toujours une quantité de matiere visqueuse, les pieds étoient désenflés presque tout-à-fait.

Le trente-septiéme, il expectora sans peine des crachats catarrhales, tels que l'usage des Pilules Toniques, assez long-tems continué, a coutume de les faire évacuer. Il avaloit matin & soir un jaune d'œuf battu dans de l'eau chaude, avec du ſucre; il eut de fréquens éternuemens pendant la cure, qui aiderent à ſecouer & à débarraſſer le cerveau, la poitrine & le bas-ventre.

Le trente-neuviéme, je lui fis prendre huit cuillerées de ſuc exprimé de carottes rapées dans du bouillon, le matin & autant le ſoir, pendant un mois, en continuant toujours les Pilules Toniques.

Le quarante-deuxiéme, on voyoit au dos, aux bras, au ventre de légeres rougeurs éréſipelateuſes; il rendoit beaucoup de matieres glaireuſes par les ſelles; quelques heures avant leur ſortie, il étoit inquiet & quinteux.

Le ſoixante-ſixiéme jour, l'enflure étoit tout-à-fait diſſipée, le viſage fut riant & l'eſprit gai, la reſpiration libre, l'appétit & le ſommeil bons. Le Convaleſcent prit pendant ſix ſemaines une gelée faite avec le ſalop, en continuant de prendre de tems en tems les Pilules Toniques, avec le régime preſcrit pour prévenir l'Hydropiſie & ſes rechûtes.

D'après les obſervations que nous venons de rapporter, on peut regarder les Pilules Toniques comme un remede ſimple, apéritif, tonique, dont l'uſage peut être continué aussi long-tems qu'il est besoin, sans qu'il soit à craindre qu'il en résulte aucun mauvais effet.

On voit encore par ces observations, quels sont les cas où ces Pilules conviennent; quelle est la méthode de s'en servir; le tems qu'il faut les continuer ou les interrompre; dans quelles circonstances il est utile de prendre des remedes préliminaires : on voit de même qu'elles doivent préserver non-seulement de l'Hydropisie, mais encore de plusieurs maladies chroniques, qui dépendent des mêmes causes; que ces Pilules peuvent être prises conjointement avec des remedes indiqués, & que la dose varie selon l'âge, la force & l'état actuel de chaque Malade. On peut toujours commencer à les prescrire à la dose de dix, qu'on augmente ou qu'on diminue selon les effets qu'elles produisent; on a vu des Hydropiques qui étoient obligés d'en prendre quarante à la fois, c'est-à-dire, cent vingt par jour : ces cas sont trop rares pout servir d'exemple.

FIN

NOTES à rapporter à la pag. 9. ligne 6.

Outre la différence des Climats, * des Saisons, &c. plusieurs autres causes, qui d'un jour à l'autre peuvent varier & affecter différemment l'économie animale doivent aussi faire varier l'action & les effetsdes Pilules Toniques. La dose de ce Remede ne peut donc être déterminée que par ses effets; ** cependant il est à observer généralement qu'à différentes doses il produit différens effets. Des doses fortes, & suivies à peu de distances, évacuent même quelquefois fortement par haut & par bas. Des doses ordinaires agissent par diverses évacuations modérées & modifiées, selon que les doses sont plus ou moins rapprochées; & une petite dose, au nombre de trois, quatre & cinq Pilules, prise plusieurs jours de suite, donne de l'appetit, facilite les digestions, les sécrétions, & les excrétions.

---

* Des Observations des Pays méridionnaux prouvent que ce Remede veut y être employé à plus petites doses qu'en Lorraine, en Flandre, en Alsace & à Paris.

** Hypocrat. de Arte. *Natura autem stimulata & impulsa artis peritis, quæ facienda sunt, demonstrat.*

APPROBATION.

J'AI lû par ordre de Monſeigneur le Vice-Chancelier, un Manuſcrit qui a pour titre: *Précis de la Méthode d'adminiſtrer les Pilules Toniques, &c.* & je n'y ai rien trouvé qui puiſſe en empêcher l'impreſſion. A Paris, le 10 Juillet 1765.

POUSSE.

PRIVILÉGE DU ROI.

LOUIS, par la grace de Dieu, Roi de France & de Navarre : A nos Amés & Féaux Conſeillers, les Gens tenans nos Cours de Parlement, Maîtres des Requêtes ordinaires de notre Hôtel, Grand-Conſeil, Prevôt de Paris, Baillifs, Sénéchaux, leurs Lieutenans Civils & autres nos Juſticiers qu'il appartiendra; SALUT. Notre amée la Veuve THIBO ST, notre Imprimeur, Nous a fait expoſer qu'elle déſireroit faire imprimer & donner au Public un Ouvrage qui a pour titre: *Précis de la Méthode d'adminiſtrer les Pilules Toniques dans les Hydropiſies*, s'il nous plaiſoit lui accorder nos Lettres de Privilége ſur ce néceſſaire. A CES CAUSES voulant favorablement traiter l'Expoſante, Nous lui avons permis & permettons par ces Préſentes d'imprimer ledit Ouvrage autant de fois que bon lui ſemblera, & de le vendre, faire vendre & débiter par tout notre Royaume pendant le tems de neuf années conſécutives, à compter du jour de la date des Préſentes. Faiſons défenſes à tous Imprimeurs, Libraires & autres perſonnes de quelque qualité & condition qu'elles soient d'en introduire d'impression étrangere dans aucun lieu de notre obéissance ; comme aussi d'imprimer ou faire imprimer, vendre, faire vendre, débiter, ni contrefaire ledit Ouvrage, ni d'en faire aucun extrait, sous quelque prétexte que ce soit, d'augmentation, correction, changement ou autres, sans la permission expresse & par écrit de ladite Exposante, ou de ceux qui auront droit d'elle, à peine de confiscation des Exemplaires contrefaits, de trois mille livres d'amende contre chacun des Contrevenans, dont un tiers à Nous, un tiers à l'Hôtel-Dieu de Paris, & l'autre tiers à ladite Exposante, ou à celui qui aura droit d'elle, & de tous dépens, dommages & intérêts ; à la charge que ces Présentes seront enrégistrées tout au long sur le Registre de la Communauté des Imprimeurs & Libraires de Paris, dans trois mois de la date d'icelles ; que l'impression dudit Ouvrage sera faite dans notre Royaume & non ailleurs, en bon papier & beaux caracteres conformément à la feuille imprimée attachée pour modele sous le contrescel des Présentes, que l'Impétrante se conformera en tout aux Réglemens de la Librairie, & notamment à celui du 10 Avril 1725 ; qu'avant de les exposer en vente, le Manuscrit qui aura servi de copie à l'impression dudit Ouvrage sera remis dans le même état où l'Approbation y aura été donnée, ès mains de notre très-cher & féal Chevalier Chancelier de France le Sieur de Lamoignon, & qu'il en sera ensuite remis deux Exemplaires dans notre Bibliotheque publique, un dans celle de notre Château du Louvre, un dans celle de notredit très-cher & féal Chevalier Chancelier de France, le Sieur de Lamoignon, & un dans celle de notre très-cher & féal Chevalier Vice-Chancelier & Garde des Sceaux de France le Sieur de Meaupeou ; le tout à peine de nullité des Présentes : du contenu desquelles vous mandons & enjoignons de faire jouir ladite Exposante & ses ayans cause, pleinement & paisiblement, sans souffrir qu'il leur soit fait aucun trouble ou empêchement. Voulons que la copie des Présentes qui sera imprimée tout au long, au commencement ou à la fin dudit Ouvrage soit tenue pour duement signifiée, & qu'aux Copies collationnées par l'un de nos amés & feaux Conseillers Secretaires, foi soit ajoûtée comme à l'original. Commandons au premier notre Huissier ou Sergent sur ce requis de faire pour l'exécution d'icelles tous Actes requis & nécessaires, sans demander autre permission, & nonobstant Clameur de Haro, Chartre Normande & Lettres à ce contraires : CAR tel est notre plaisir. Donné à Fontainebleau le vingt-troisiéme jour du mois d'Octobre l'an de grace mil sept cent soixante-cinq, & de notre Regne le cinquante-uniéme.

Par le Roi en son Conseil, LEBEGUE.

Registré sur le Registre seize de la Chambre Royale & Syndicale des Libraires & Imprimeurs de Paris, N. 714. f. 391. conformément au Reglement de 1723. A Paris, ce 5 Novembre 1765.

LEBRETON, *Syndic.*

LETTRE
A MESSIEURS
F... ET DUF...

Avec quelques Obſervations ſur des Aſcites & Anaſarques.

VOus aſſurez, Meſſieurs, qu'il étoit facile de guérir Louis-Pierre Lenglant, Grenadier de la Compagnie d'Hallot aux Gardes Françoiſes. D'après vous, ſon Hydropiſie ne dépendoit d'aucune cauſe grave : elle devoit céder aux premiers hydragogues ; & vous décidez que le remede par l'uſage duquel cet Hydropique guérit, eſt de cette claſſe ; vous prétendez même qu'il eſt un hydragogue des plus dangereux.

Vous êtes animés du deſir de voir traiter avec plus de ſuccès un genre de maladie, dont le nom ſeul eſt allarmant, & la ſincérité de vos motifs m'engage à vous rendre toutes les choſes ſur leſquelles vous voulez juger, ſi évidentes, qu'il ſoit impoſſible que vous ne vous rendiez pas à la vérité.

Lenglant, le 24 Avril 1765, fut bleſſé d'un coup d'épée; les Poumons étoient lézés, & les ſymptomes urgens.. On lui fit dix ſaignées; la plaie ſe cicatriſa en peu de jours. * Il ſurvint un gonflement d'eſtomac & de ventre, & la reſpiration fut très-gênée: ces accidens parurent ſe calmer, & Lenglant demanda à ſortir de l'Hôpital.

Peu de tems après, la difficulté de reſpirer & de marcher, des crachats abondans & des aigreurs continuelles le forcerent d'aller à la Charité. Pendant ſon ſéjour dans cet Hôpital, il crachoit du pus, les urines & les ſelles étoient rares, toutes les nuits il ſentoit des fraîcheurs aux jambes, à l'eſtomac, à la tête; il ſaignoit très-ſouvent du nez, il perdoit totalement l'appétit. Au bout de deux mois il ſortit de la Charité, après avoir pris, ſans ſuccès. les remedes les mieux indiqués. Ce Malade de retour aux ca-

* Dans les Obſervat. de Méd. d'Edim. t. 2. p. 395. on lit qu'il ſe forma une Hydropiſie de poitrine à la ſuite d'une plaie à la poitrine, qu'on avoit trop tôt fermée.

ſernes, ſentit ſon mal empirer ; il devint même enflé par-tout le corps : de ſorte qu'on fut obligé au bout de trois ſemaines de le renvoyer à l'Hôpital du Régiment. L'Anaſarque augmenta ; le ſcrotum & ſes cuiſſes ſe tuméfierent à un point prodigieux ; il ſe fit un épanchement dans le bas ventre ; & les ſymptomes devinrent ſi preſſans, qu'on fut décidé d'en venir à la ponction.

Tel eſt, Meſſieurs, l'expoſé de la maladie fait par vous-mêmes dans le détail que vous m'en avez remis. Pour être exact, Je dois ajouter à ce détail des embarras vers la région du Foie, qui ſe préſenterent ſous ma main, nonobſtant le volume énorme des eaux épanchées. Vous dites que vous n'avez pu reconnoître ces embarras : * ou je me ſuis trompé, ou quelque cauſe que j'ignore vous a empêché de reconnoître ces embarras. Pour éclaircir ce fait, trouvez bon que je vous préſente un certificat, donné avant que le Malade ne fût Hydropique, par M. Macquart, qui étoit alors de quartier à la Charité.

« Je, ſouſſigné, Docteur & Profeſſeur

* Je ne fais rien dire à MM. F... & Duf... que je ne ſois en état de faire certifier par les témoins les plus reſpectables.

» de la Faculté de Médecine de Paris, » Médecin de l'Hôpital de la Charité de » Paris, & Censeur Royal, certifie que » le nommé Louis-Pierre Lenglant, Gre- » nadier des Gardes Françoises, Com- » pagnie d'Hallot, malade à la Charité » depuis le 5 Juin dernier, est attaqué, » à la suite d'un coup d'épée, *d'embarras* » *vers la region du Foie;* qu'il ne peut » guere attendre du soulagement que des » eaux minerales chaudes. A Paris, ce » 24 Juillet 1765. *Signé* MACQUART».

S'il eût été facile de guérir ce Malade, on l'eût guéri à la Charité, où les malades sont, à tous égards, bien conduits; mais le certificat de M. Macquart ne prouve point du tout qu'il étoit facile de guérir Lenglant; il dit que ce Malade est attaqué d'embarras vers la région du Foie; cet embarras est si considérable, qu'on n'ose point lui promettre de guérison, & il ne peut guere attendre de *soulagement*, que des eaux minérales chaudes.

Mais s'il étoit facile de guérir Lenglant, pourquoi n'a-t-il pas trouvé sa guérison, quand il a été de retour à votre Hôpital? Si les premiers hydragogues devoient opérer cette cure, pourquoi cet Hydropique alloit-il de mal-en-pis, dans le tems même qu'on lui en faisoit prendre des plus actifs & en bonne dose?

Pourquoi insistoit-on avec tant de véhémence sur la nécessité de faire la ponction ? On disoit dans ce tems que le Malade alloit périr ; que toutes les excrétions étoient supprimées ; que la soif ardente, la fievre, l'insomnie & l'étouffement le menaçoient d'une mort prochaine. On craignoit l'épanchement dans la Poitrine ; on le soupçonnoit déja commencé. Il falloit de toute nécessité faire la ponction pour soulager & prolonger les jours de ce malheureux.

Les huit premiers jours qu'il fut confié à mes soins, l'enflure & l'oppression augmenterent encore : vous me trouviez pour lors un téméraire, d'oser me charger d'un pareil traitement ; & moi je ne m'imaginois pas que jamais on auroit pu espérer de guérir cet Hydropique, en le martirisant par le régime le plus sec, & par les remedes les plus violens, dans le tems même qu'il étoit tourmenté de la soif la plus cruelle, que l'ardeur de la fievre le consumoit, qu'il étoit menacé d'inflammation, & près de périr d'une mort violente.

Mais les circonstances changent ; Lenglant est guéri ; la guérison est parfaite, & l'on dit que tout cela étoit facile à faire, oubliant que dans le plus fort de son mal, les envies de faire la ponction redoubloient par accès, comme la suffocation du Malade.

Lenglant jouit d'une santé brillante, & cela ne surprend pas. Comment accorder cette façon de penser avec le certificat suivant.

» Je, soussigné, Chirurgien Major des
» Gardes Françoises, certifie que le nom-
» mé Lenglant, Compagnie d'Hallot,
» est attaqué de phthisie & d'hydropisie;
» ce qui le met hors d'état de continuer
» le service : en foi de quoi je lui donné
» le présent. A Paris, ce 6 Juin 1766.
» *Signe*, FAGET.

Nous venons d'exposer quel étoit l'état de Lenglant, & la maniere dont il avoit été traité, examinons à présent comment Langlant guérit, & s'il eût pu guérir par le premier traitement; c'est-à-dire, 1°. avec des hydragogues à outrance; 2°. en donnant une issue aux eaux par la ponction; 3°. en faisant observer au Malade un régime sec & pâteux.

Le Malade commença le 29 d'Août 1765 à prendre quinze Pilules Toniques à la fois, & trois pareilles doses, c'est-à-dire, quarante-cinq par jour. Par-dessus chaque prise, il but un léger bouillon ou un verre de petit lait, qui lui servoit de boisson ordinaire. Il continua ainsi six jours de suite. Pendant cet intervalle, l'oppression l'oppreſſion augmentoit encore, à cauſe de l'abondance de la boiſſon que je lui conſeillai. Le ſeptieme jour & les ſuivans les urines percerent, les ſelles devinrent fréquentes : on augmentoit de jour à autre les Pilules, juſqu'à celui de quarante pour la doſe, c'eſt-à-dire, cent vingt par jour, en les interrompant chaque quatrieme, cinquieme ou ſixieme jour. L'enflure diminua conſidérablement vers la fin de Septembre ; la reſpiration devint libre, & le Malade jetta aiſément des crachats épais & viſqueux, & il eut des moiteurs qui le ſoulagerent. Il lui ſurvint une diſſenterie qui dura ſix jours ; elle céda aux remedes uſités en pareils cas. Le lendemain, ſeptieme, le Malade reprit les Pilules Tonique à la même doſe que la veille de la diſſenterie, & il n'en reſſentit aucune douleur ; on continua ainſi pendant quinze jours. Comme l'enflure étoit preſque toute diſſipée, on diminua la doſe des Pilules ; en ſorte que ſur la fin d'Octobre, & au commencement de Novembre, il n'en prit que huit pour la doſe, c'eſt-à-dire, vingt-quatre par jour.

Le Malade prit, pendant ſon traitement, tous les jours un bouillon aux herbes avec le ſel ammoniac, & tous les trois ou quatre jours un lavement préparé ſelon les circonſtances. Sur la fin du traitement, on ſupprima le bouillon pour lui faire prendre deux fois par jour un verre de vin médicinal.

Le 25 de Novembre 1765, il ſortit de l'Hôpital du Régiment, jouiſſant d'une parfaite ſanté.

Dans le courant du mois de Mars 1766, il fut commandé pour monter la garde à Verſailles. En y arrivant, fondant en ſueur, il but une grande quantité d'eau froide : il revint à la caſerne avec un gonflement de ventre, & la reſpiration gênée. On l'envoya à l'Hôpital du Régiment, où il prit des bouillons avec du creſſon, de la romaine, de l'oſeille & du ſel ammoniac ; & pendant cinq ou ſix jours les Pilules Toniques. Il ſe rétablit promptement ; & depuis il a joui d'une ſanté conſtante & à toute épreuve.

Tel eſt l'expoſé ſimple du traitement de cet Hydropique.

Dès qu'on m'eut confié cet Hydropique, qu'on eſtimoit avoir vingt pintes d'eau dans le ventre, je l'engageai à boire du petit lait à ſa ſoif ; elle étoit ſi urgente, qu'il en avalla au moins trois pintes par jour ; il n'urinoit que très-peu, & les autres excrétions étoient de même arrêtées. Il enfla davantage ; cela devoit être. J'ai tâché en vain de me rendre intelligible, en donnant les raiſons pour leſquelles je le faiſois boire, même au riſque de le faire enfler davantage. Je repréſentois que dans tous les cas, il faut au moins laiſſer boire les Hydropiques à leur ſoif, & que dans quelques occaſions ils doivent boire plus qu'à leur ſoif (*a*): cependant on me croyoit un extravagant, d'oſer mettre du liquide dans un corps où il y en avoit une ſurabondance énorme; & on me regardoit comme un mauvais plaiſant, quand j'aſſurois que dans les hydropiſies, le volume des eaux étoit ce qui devoit le moins inquiéter; que les cauſes qui rendent les hydropiſies dangereuſes ou mortelles, ſont l'affection de quelque viſcere, l'atonie ou l'inertie, les irritations & les ſpaſmes des parties motrices, l'épaiſſiſſement, la ténacité & l'acrimonie des humeurs; enfin, leur mauvaiſe qualité, & non leur quantité : mais on eſt dans un préjugé tout contraire (*b*).

(*a*) Voyez le Journal de Médecine du mois de Février 1767, tom. XXVI. pag. 123. Réflexions ſur un Aſcite, &c.

(*b*) Je me fais gloire d'avouer que je dois beaucoup aux lumieres de pluſieurs Médecins, qui m'ont communiqué ce que leurs expériences leur avoit appris ſur l'objet de mes recherches; & en parlant de la pratique reçue, je me donne bien de garde de confondre avec la multitude, des Médecins célebres de tous les tems, qui ſe ſont apperçu de l'inſuffiſance & du danger des moyens ordinaires,

On défend communément la boiſſon, & on preſcrit des remedes actifs dès que l'infiltration paroît ; & quand l'épanchement ſurvient & augmente, on fait la ponction. Nous allons voir comment il arrive que des Hydropiques peuvent réchapper par un traitement violent, & comment ils doivent être conſtruits pour y réſiſter, & nous trouverons les cauſes pour leſquelles la mort de preſque tous les Hydropiques eſt néceſſairement accélérée par les remedes & la méthode de la pratique générale.

L'hydropiſie eſt un amas d'une liqueur le plus ſouvent ſéreuſe, qui ſe fait par infiltration ou par épanchement.

On a donné le nom d'infiltration au méchaniſme par lequel les couches du tiſſu cellulaire reçoivent & logent la matiere hydropique. L'épanchement ſe fait quand une ou pluſieurs cauſes forcent les liqueurs les plus tenues de s'échapper de leurs vaiſſeaux, ou des couches du tiſſu cellulaire, & de s'accumuler dans quelques cavités naturelles ou contre nature.

Toute infiltration & tout épanchement ne peut être que l'effet de deux ſortes de cauſes ; la premiere eſt tout ce qui peut gêner ou intercepter le cours de la roſée univerſelle, qui exiſte toujours dans un corps ſain, au point qu'elles puiſſent ſe réunir & former une maſſe liquide, & tout ce qui peut faire obſtacle au cours des liqueurs, au point de diſtendre ou de comprimer les vaiſſeaux, juſqu'à forcer les parties les plus fluides de s'en échapper.

La ſeconde cauſe eſt cet état du ſang, dans lequel ſa plus grande partie devient ſi fluide, & perd tant de ſa conſiſtence, qu'elle n'eſt plus retenue dans ſes propres vaiſſeaux : alors elle paſſe dans les conduits voiſins, dans les cavités du tiſſu cellulaire, ou elle ſort par les vaiſſeaux exhalans.

Ces deux cauſes peuvent être réunies dans le même individu; & les ſymptomes de toutes les hydropiſies doivent être regardées comme les effets d'une des deux cauſes combinées (*a*).

La premiere cauſe eſt elle-même l'effet de la foibleſſe des vaiſſeaux & des viſceres, ou des ſpaſmes fréquens, & qui ſubſiſtent long-tems, ou de la ténacité des humeurs.

La ſeconde cauſe eſt l'acrimonie, dont la diſſolution du ſang, & enfin l'éroſion des ſolides ſont les ſuites (*b*).

(*a*) Voyez l'article Hydropiſie dans le Dictionnaire Encyclopédique.

(*b*) Les ſaignées n'occaſionnent point l'hydropiſie en changeant la qualité du ſang, mais par une action particuliere, qui eſt leur effet dans certaines diſpoſitions ſur le ton des ſolides.

Tout ce qui peut donc débiliter les vaiſſeaux & les viſceres, tout ce qui peut occaſionner des ſpaſmes & des irritations, tout ce qui peut trop épaiſſir les humeurs ou les déſunir, peut être la cauſe premiere de l'hydropiſie.

Il ſuit de ce qui précede, que les cauſes prédiſpoſantes de l'hydropiſie ſont très-variées, qu'elles ſont les mêmes que celles de preſque toutes les maladies; & il faut pour que les cauſes prochaines donnent lieu plutôt à l'infiltration ou à l'épanchement, qu'à toute autre maladie, qu'il y ait néceſſairement d'autres diſpoſitions particulieres, qui paroiſſent tenir aux différens degrés de force de l'organe cellulaire, ou de la conſtitution des parties glanduleuſes.

Parmi les cauſes qui peuvent diminuer le reſſort, l'action des viſceres, des vaiſſeaux, de l'organe cellulaire & de la perméabilité des parties glanduleuſes, qui ſont capables d'occaſionner des crampes & des irritations, les unes ſont plus graves que les autres, de même que celles qui ſuffiſent pour produire l'épaiſſiſſement des humeurs.

Il peut ſe faire une infiltration ou un épanchement à la ſuite de quelque dérangement des fonctions dans les premieres voies, à la ſuite d'une ſuppreſſion de la tranſpiration, à la ſuite d'un relâchement des ſolides occaſionné par l'humidité de l'air, de l'habitation, par un mauvais régime à la ſuite d'une boiſſon copieuſe d'eau froide dans un état de ſpaſme ou de relâchement. On doit ranger parmi les cauſes légeres, celles que nous venons de nommer. Ces hydropiſies, ſur des ſujets bien conſtitués, ſe guériſſent facilement, & même celles qui viennent à la ſuite des maladies aiguës (*a*).

Ces hydropiſies ſe diſſipent quelquefois par l'abſtinence de la boiſſon, par une nourriture ſeche, par des bains de mare de raiſin, de ſable chaud, au moyen de la chaleur du four, &c. par des remedes violens, & même ſans remede, par la ſeule ponction.

Les hydropiſies occaſionnées par le défaut de reſſort & par l'abondance des humeurs, ſe guériſſent par les hydragogues, par l'abſtinence de la boiſſon, par un régime ſec, & par les bains ſecs ſpiritueux, &c. Dans le cas où le vice des ſolides ne dépend que des cauſes que nous venons de nommer, quand il y a

(*a*) Nous ne parlons point ici de la deuxieme cauſe prochaine de l'hydropiſie *ab acrimonia & eroſione*; elle eſt toujours grave, & il n'y a point d'exemple de guériſon d'hydropiſie dépendante de cette cauſe par la méthode que nous combattons.

ſurabondance néceſſaire de fluidité & de ſéroſité dans le ſang, & que le ſujet eſt eſt d'ailleurs bien conſtitué, les hydragogues évacuent promptement les eaux hydropiques par les ſelles & les urines ; ils agacent les ſolides, & leur donnent de l'action. Le régime ſec donne du ton & de la force aux parties motrices ramollies & flaſques ; les bains ſecs dont nous venons de parler, produiſent les mêmes effets. Dans ces cas, ces moyens remédient au mal & à ſa cauſe.

Chez des ſujets aſſez robuſtes pour réſiſter à l'activité des hydragogues, les remedes de cette claſſe guériſſent les hydropiſies occaſionnées par le dérangement des premieres voies, qui a été produit par une abondance d'humeurs dépravées. Les hydragogues détachent, expulſent & débarraſſent même par des ſecouſſes fortes & répetées les parties gorgées d'humeurs tenaces & épaiſſes. Les hydragogues en agiſſant ainſi, guériſſent encore dans ce cas l'hydropiſie & ſa cauſe.

L'hydropiſie qui ſe forme dans l'état d'engorgement, d'irritations & de ſpaſmes, même à la ſuite de maladies aiguës ſur des ſujets jeunes & forts, ſe guérit quelquefois ſans remede, dès que la cauſe ceſſe d'agir. Quand cela eſt arrivé, on a vu que l'effet se dissipoit par les seules forces de la nature. Les causes dont nous venons de parler ici, suffisent, quand elles subsistent long-tems, pour produire des infiltrations & des épanchemens énormes. On a guéri de pareilles Hydropiques, sans autre secours que par les scarifications & par la ponction. Comme les causes étoient dissipées, qu'il n'en restoit que l'effet (la matiere hydropique), cette évacuation seule devoit faire toute la cure.

Tels sont les effets avantageux des remedes actifs, d'un regime austere, des différens bains secs & de la paracenthese sur des Hydropiques où les conditions requises se trouvent réunies. Mais quels sont les effets de ces mêmes moyens dans les cas où l'hydropisie dépend de quelque cause grave? Quand elle vient à la suite des fievres putrides, des fievres intermittentes invétérées, des obstructions rebelles, à la suite de la répercussion & de l'action développée de quelque humeur morbifique, de la suppression des évacuations périodiques, quand elle est occasionnée, ou par la trop grande rigidite, irritabilité, ou par l'atonie, l'inertie des parties motrices, par la dégénération des humeurs, & sur des sujets naturellement foibles, ou chez ceux dont la conſtitution a été débilitée, léſée, épuiſée à-la ſuite de différens excès, par l'abus même des remedes; dans tous ces cas les hydragogues ſont des médicamens diſproportionnés aux efforts & aux forces de la nature; ils lui réſiſtent, ils l'oppriment, ils l'accablent, ils la violentent, ils la détruiſent.

Leur uſage eſt ſuivi d'irritations, de ſpaſmes, auxquels ſuccéde plus ou moins vîte, ou une extrême ſenſibilité, ou une atonie, une inertie, un affaiſſement incurable.

Cependant, en agiſſant ainſi, les hydrogogues débarraſſent de la ſurcharge de la maſſe des liqueurs; ils briſent, atténuent & expulſent des humeurs tenaces, épaiſſies, dégénérées; mais en mêmetems ils privent auſſi le reſtant des humeurs & le ſang de leurs parties les plus fluides, de leurs parties nourriſſantes, les plus tenues, les plus utiles, & qu'il eſt abſolument néceſſaire de ménager & de conſerver, comme un moyen indiſpenſable pour avoir le tems ſuffiſant de détruire les cauſes de l'hydropiſie, & de déterminer heureuſement la guériſon.

Dans ces cas, le régime ſec doit d'autant plutôt augmenter l'empâtement des humeurs, exciter la fievre, la ſoif, & jetter les Hydropiques dans des angoiſſes d'autant plus cruelles, qu'on emploie plus fréquemmment les remedes dont nous venons de parler.

Les bains secs de même ne peuvent qu'être fort pernicieux en crispant, en racornissant les solides, en exprimant les parties les plus fluides, en appauvrissant le sang.

La paracenthese est un moyen prompt pour évacuer les eaux ascitiques; mais les suites de cette opération sont souvent fâcheuses, quand les causes sont graves; & quand les causes ne sont pas graves, elle est inutile, puisqu'il est possible en pareil cas d'évacuer les eaux par des moyens plus conformes aux voies que la nature tente, & aux loix de l'économie animale.

On prétend que l'évacuation des eaux favorise l'action des remedes; c'est pour cette raison principale, qu'on presse les malades de s'y soumettre : car tous les Médecins conviennent que par l'effet de la ponction, on ne remédie point aux causes du mal. Mais est-il bien vrai que l'évacuation des eaux favorise les effets des remedes? L'expérience le prouve-t-elle? Une attention réfléchie sur les effets & sur les suites de l'évacuation subite des eaux, renverse dans presque tous les cas, les promesses que font les partisans de la ponction.

Dans les cas où les ſolides ſont trop tendus, où il y a des ſpaſmes, des engorgemens, des obſtructions, les eaux épanchées ſont plutôt un ſecours pour détendre, ramollir, pour faciliter les moyens de lever les engorgemens, les obſtructions, qu'elles ne ſont pernicieuſes par leur ſéjour (*a*).

Dans les cas où y il a un grand relâchement, une inertie, l'évacuation ſubite des eaux augmente encore ce relâchement; l'approche de l'air donne lieu à la raréfication des flatuoſités, & au développement des humeurs putrides. Il n'eſt donc pas ſurprenant que dans ces cas les malades périſſent promptement par la gangrene, ou que quelques heures après l'opération, le ventre ſoit auſſi gonflé, & en plus mauvais état qu'avant.

Quand avant la ponction, les cauſes du mal ne ſont point encore à un degré ſi éminent, elle paroît d'abord procurer quelques avantages, les ſuites cependant en deviennent pernicieuſes; & cela particulierement par la raiſon que tandis que les eaux évacuées auroient occupé la même cavité, il n'auroit pu ſe faire

---

(*a*) Il eſt prouvé que les eaux hydropiques peuvent croupir plus long-tems qu'on ne penſe communément ſans ſe corrompre. Voyez le Dictionnaire Encyclopédique, article Hydropiſie.

un nouvel épanchement aussi subit qu'il a coutume de survenir après la paracenthese. Cette rechûte est plus grave que le premier mal, non pas précisément par la raison que la cavité est encore inondée de sérosités, mais parce que cette sérosité est séparée de la masse des humeurs, & qu'elles en sont privées. Malgré ces considérations, je pense que la paracenthese ne doit pas être absolument rejettée dans l'ascite; mais je la crois plus souvent nécessaire dans l'hydropisie de poitrine, & elle est le seul secours qu'on puisse tenter dans l'hydropisie parfaitement enkistée.

Les scarifications dans la leucophlegmatie sont rarement avantageuses, en ce qu'il n'y a que les humeurs fluides qui s'échappent, & qu'elles ne remédient pas plus au fonds du mal que la paracenthese : cependant, quand il y a une trop grande tension, quand l'oppression est inquiétante, quand les parties sont prodigieusement enflées, que les moyens employés n'ont pas réussi, on peut les tenter; mais elles ne doivent se pratiquer que dans la vue d'obtenir une détente.

Tels sont, dans les différens cas, les effets variés des hydragogues, du régime sec, des bains secs, de la ponction & des scarifications.

Dans tous les cas graves, les moyens par lesquels on prétend prévenir & remédier à l'hydropisie, sont donc plutôt capables d'y disposer, de l'entretenir, de l'augmenter, d'aggraver les causes primordiales, d'augmenter l'érétisme, l'affaissement, l'anxiété, d'épuiser les dernieres ressources de le nature, de gêner & de troubler la circulation & la respiration, jusqu'à les intercepter.

C'est ce qui alloit incessamment arriver à Lenglant, auquel on étoit prêt de faire la ponction, qui avaloit à force la gomme-gutte & le jalap, qui se pâmoit de soif, & que la fievre dévoroit, sans qu'on s'occupât d'en modérer l'excès, & d'empêcher, ou du moins de retarder l'inflammation, qui étoit imminente.

Je vais revenir à mon traitement, & rendre compte de ses effets, comme au moyen le plus simple de prouver ce que j'ai avancé.

Lenglant, les premiers jours qu'il osa satisfaire à sa soif, but, comme je l'ai dit, au moins trois pintes de petit lait dans les vingt-quatre heures; les urines ne passoient point, & aucune excrétion ne paroissoit augmentée; le malade enfla davantage; tout cela devoit se faire, & ne devoit pas empêcher de permettre au Malade de continuer de boire à sa soif.

Avant que ces excrétions ſe rétabliſſent, il falloit que les vaiſſeaux & les organes y fuſſent diſpoſés par un calme & par une détente, qu'il falloit faire ſuccéder à l'éréthiſme & à la fievre ; il falloit encore que les humeurs y fuſſent diſpoſées par leur atténuation. Ce Malade devoit donc boire & enfler davantage néceſſairement, avant qu'il pût paroître une évacuation ſalutaire. Je continuai donc de faire boire mon Hydropique, quoique l'on voulut attendre au moins que les Pilules Toniques fiſſent percer les urines, avant que de le laiſſer ſatisfaire à ſa ſoif. Mais, Meſſieurs, les Pilules Toniques, ſi elles n'avoient pas été accompagnées d'une quantité ſuffiſante d'un liquide indiqué, tel que le petit lait dans ce cas, faute de véhicule, n'auroient pu agir ſur des humeurs empâtées & endurcies; leur action même eût été préjudiciable par leurs efforts pour mettre en mouvement les ſolides roides & tendus ; elles auroient augmenté l'éréthiſme, la ſoif & la fievre : c'étoit donc une erreur d'attendre que les urines perçaſſent pour faire boire, puiſqu'elles ne pouvoient percer qu'à force de faire boire, de détendre, de calmer & de donner de la ſoupleſſe aux parties motrices criſpées, de délayer & d'atténuer les humeurs épaiſſies. La boiſſon ſeule, dans ce cas, pouvoit procurer ces avantages, & préparer ce Malade à l'uſage des Pilules Toniques; & ce n'eſt qu'en continuant de rendre par la boiſſon au ſang les parties les plus fluides, dont on ne ceſſoit de le priver, qu'elles pouvoient venir à bout de prévenir l'inflammation, de délayer & de fondre juſqu'à la derniere couche des humeurs empâtées, & de les rendre elles-mêmes aſſez fluides & aſſez coulantes pour pouvoir être éliminées ou aſſimilées.

Dès qu'on vit la fievre s'écarter, & l'érétiſme tomber, on augmenta la doſe des Pilules toniques, qui, au moyen du petit lait, excitoient ces mouvemens oſcillatoires uniformes, qui favoriſent ſi bien les efforts de la nature. Les urines coulerent librement, les ſelles furent fréquentes, de bonne eſpece; l'enflure diminua conſidérablement, la reſpiration devint libre, le Malade jetta aiſément des crachats épais & viſqueux, & il eut des moiteurs qui le ſoulagerent. Dans quinze jours de tems il parut en ſi bon état, qu'on pouvoit ſe flatter de ſon rétabliſſement.

On continua les mêmes remedes, qui continuerent d'agir heureuſement. Vers le quarantieme jour du traitement il ſurvint une diſſenterie qui dura ſix jours.

Cette

Cette diſſenterie vous parut de mauvais augure, & vous la crûtes occaſionnée par les opérations des Pilules Toniques, que vous regardiez toujours comme un remede des plus actifs & des plus violens, par une raiſon qui vous parut convainquante, c'eſt-à-dire, parce que vous voyiez ſurvenir pendant ſon uſage, des évacuations que vous ne pouviez obtenir par la gomme-gutte, par le jalap, &c. (Chacun raiſonne d'après ſes connoiſſances.) Je vous raſſurai en vain, en vous diſant que les Pilules Toniques n'avoient point de part à cette diſſenterie, qu'en tant qu'elles avoient mis l'économie animale aſſez à ſon aiſe pour pouvoir faire cet effort ſalutaire; & mon pronoſtic fut que cette diſſenterie, loin d'être fâcheuſe, hâteroit la guériſon de notre Hydropique, & que cette criſe la rendroit parfaite.

En effet, quoique les eaux fuſſent en grande partie diſſipées avant la diſſenterie, le ventre étoit toujours dur, rénitent, pâteux. Mais après la diſſenterie, on le trouva mol; & les duretés que l'on avoit remarquées du côté du foie, étoient preſque diſſipées. Cette diſſenterie céda aux remedes uſités en pareil cas, & je ne pouvois vous donner une preuve plus aſſurée, qu'elle étoit plutôt un effort favorable de la nature, mise en action libre par l'usage des Pilules Toniques, que l'effet immédiat de la violence de ce remede, comme vous vouliez le persuader, qu'en faisant prendre à ce Malade le lendemain de la cessation de la dissenterie, les Pilules Toniques à la même dose qu'il les avoit prises avant sa dissenterie. Vous sçavez qu'il n'en ressentit pas la plus légere colique, & que ses évacuations n'étoient nullement teintes de sang.

Lenglant continua l'usage des Pilules Toniques à très-grande dose; du petit lait & des bouillons aux herbes avec le sel ammoniac toujours avec le succès le plus heureux. Vers le milieu d'Octobre l'enflure fut entierement dissipée, les embarras du ventre diminuerent de jour à autre, je fis diminuer la dose des Pilules, je supprimai les bouillons aux herbes, je leur substituai un vin médicinal, & j'accordai un régime plus nourrissant.

Le 25 de Novembre le ventre fut absolument dégagé, & il parut dans l'état naturel. Lenglant fit bien toutes ses fonctions, & il jouit d'une santé parfaite.

Je consentis donc à le laisser sortir de l'Hôpital ; il y avoit un mois que vous m'y engagiez; je vous demandai le tems de détruire entierement les embarras du bas-ventre & de fortifier notre Convalescent par un bon régime, pour le garantir de rechûte à tous égards : on trouva ces précautions de trop.

Quatre mois après Lenglant revint à l'Hôpital avec un gonflement de ventre & une gêne dans la respiration. Vous preniez ces accidens pour les avant-coureurs d'une rechûte. Mais que signifioit ce gonflement de ventre & cette gêne dans la respiration, qui survinrent après une grande fatigue, & après avoir bu, dans cet état de fatigue, de spasme & de sueur, une grande quantité d'eau froide ? Ces accidens arrivent aux personnes en pleine santé, lorsqu'elles se ménagent assez peu pour commettre de pareilles imprudences. Au reste, je suis d'accord avec vous, que Lenglant n'eut le ventre gonflé & la respiration gênée, que parce que sa constitution n'avoit pas encore repris sa premiere vigueur. Mais, au pis, qu'est-ce qu'il en résulte ? Que j'aurai eu trop de déférence à vos avis, en faisant sortir trop tôt ce Grenadier de l'Hôpital ; que j'aurois dû insister plus long-tems sur un régime fortifiant & sur le vin médicinal. Je vous prie néanmoins de vous ressouvenir, que je n'ai fait sortir Lenglant, quoiqu'il parut jouir d'une santé parfaite, qu'en faisant connoître qu'il étoit important de ne point l'exposer de plusieurs mois à des exercices fatiguans, & que pour achever de fortifier la constitution de notre Convalescent il falloit du tems, du ménagement, & qu'il étoit bon de lui faire donner tous les jours un peu de vin.

Lenglant, de retour de Versailles, se remit bien vîte avec peu de remedes, à l'aide d'un bon régime & du repos. Cependant vous jugiez cet homme hors d'état de service pour l'avenir, il étoit, d'après votre décision, ménacé de rechûte d'hydropisie, & étique, ce qui lui fit donner un congé absolu.

Lenglant, peu de tems après avoir eu son congé, entra au service de M. le Marquis de Cernai; il courut la poste, il vécut sans aucun régime, & il se porta à merveille. Six mois après, étant de retour à Paris, il changea de maître, & ce second m'a certifié, que Lenglant, loin de manquer de santé, en abusoit, & qu'il sembloit avoir pris à tâche de prouver qu'il n'étoit point phthisique, qu'il ne craignoit pas de le devenir, & qu'il se livroit sans réserve aux charmes de Bacchus & de Vénus; cependant il s'est toujours si bien porté, que ses anciens Camarades le jugerent sur sa bonne mine en état de partager l'honneur de leur Service ; il l'accepta ; il entra dans la Compagnie de M. de Chatullet. Vous ſçavez, Meſſieurs, que depuis ce tems ſa ſanté a toujours été brillante, malgré pluſieurs diſgraces qu'il eſſuya. (*a*)

Il réſulte de ce que nous venons d'expoſer, que l'aſcite & l'anaſarque étoient au plus haut dégré, que les cauſes de l'infiltration & de l'épanchement étoient très-graves, que le premier traitement a mis cet hydropique à la porte de la mort, qu'il n'a guéri que par une méthode en tout oppoſée, que le remede que je lui ai adminiſtré n'eſt point violent, qu'il n'a point agi comme hydragogue, mais qu'il a agi généralement par toutes les voies excrétoires, (*b*) que la dyſſenterie ſurvenue n'étoit point l'effet immédiat de ces Pilules, mais qu'elle étoit un effort ſalutaire de la Nature miſe en travail libre par le moyen de ce remede, que ſes opérations ſont douces & point tumultueuſes.

(*a*) Lenglant a été mis en priſon pluſieurs fois & il vient d'y paſſer deux mois de ſuite, réduit au pain & à l'eau, mauvais régime pour un homme phthiſique, & menacé de rechûte d'hydropiſie.

(*b*) Les opérations des Pilules Toniques ſont conformes à ces Aphoriſmes d'Hypocrate. Sect. 1. Aph. XXI, XXV, Sect. 2. Aph. LI, Sect. 4. Aph. II, Sect. 6. Aph. XI, XIV, XV ; & ces Aphoriſmes ſervent de guide dans la méthode de les adminiſtrer. Sect. 2. Aph. VIII, IX, XII, Sect. 4. Aph. II, XLI, Sect. 7. Aph. LXX.

Vous dites, Messieurs, qu'un fait ne prouve rien ; cela peut être quelquefois ; mais un fait aussi bien constaté que la guérison de Lenglant, précédé & suivi par un grand nombre de guérisons aussi constantes, mérite la plus grande attention.

Vous objectez enfin, que l'usage de ce remede ne fut pas suivi d'effets aussi heureux sur la personne de M. le Marquis de Cornillon que sur Lenglant.

M. le Marquis de Cornillon fut saigné dans un accès de goutte. Depuis cette date, sa santé fut pour jamais perdue. La goutte remontée sur les entrailles y causa les désordres les plus allarmans ; tout le mésentere fut rempli d'obstructions, l'oppression survint, l'enflure des jambes se manifesta, elle gagna les cuisses & le ventre, & l'épanchement fut très-marqué. Après avoir employé plusieurs secours, on fit enfin usage des Pilules Toniques, qui ont procuré un mieux qu'on ne se flattoit plus d'attendre d'aucun remede. Pendant l'usage de celui-ci il survint des vomissemens. (*a*) On en éloigna les doses, mais les excrétions diminuerent, & l'étouffement devint plus

(*a*) Voyez pag. 9. du précis de la méthode d'administrer les Pilules Toniques.

inquiétant ; il fallut donc de propos délibéré risquer de causer des nausées & des vomissemens, pour écarter des symptômes encore plus fâcheux. Après plusieurs rechûtes le malade succomba ; l'ouverture du cadavre fit voir les glandes du mésentere comme détuites, & toutes les parties du bas-ventre dans la plus grande maigreur. On apperçut quelques petits vaisseaux parsemés dans le mésentere remplis de sang. Vous disiez, que c'étoit l'effet de la violence du remede. Qui ne sçait point que des obstructions portées à un degré aussi éminent qu'elles se trouverent chez M. de Cornillon se terminent par la gangrene, & que les vaisseaux sanguins paroissent souvent gorgés dans les parties flétries, & consumées par la longueur de la maladie & par la grande acrimonie des humeurs. Le Médecin, qui fut présent à l'ouverture, fut surpris, connoissant la cause & les progrès de la maladie, que M. le Marquis de Cornillon pût survivre si long-tems à un état si désespéré (*a*).

(*a*) On fait la dissection des Cadavres dans la vue de découvrir les causes de la maladie & de la mort, pour rendre plus assuré le traitement des maladies qui dépendent de ces causes. Ces recherches souvent font connoître la cause de la mort : on croit avoir fait beaucoup ; cependant il en résulte quelquefois

Il réſulte donc de ce fait, de la cauſe du mal, de ſon progrès, des circonſtances dans leſquelles on a adminiſtré ce rémede, & de ſes effets, qu'il a prolongé le jours de M. de Cornillon, & qu'il lui a procuré du ſoulagement qu'il ne pouvoit plus obtenir d'aucun autre remede.

Pour ne rien oublier, il me reſte à vous parler du peu de ſuccès des Pilules Toniques à la Charité. Je commence par vous rapporter les faits.

Le Malade du numéro IX. de la Salle Saint Raphael, âgé de vingt-ſept ans, commença le 10 Novembre 1765 à faire uſage des Pilules Toniques; il en prit pendant trois jours, le quatrieme il mourut. Par l'ouverture du cadavre, on a trouvé les poumons flétris & preſque conſumés, le foie & la ratte ſquirrheux, l'eſtomac & les inteſtins étoient flaſques

---

un très-foible avantage, relativement au but qu'on ſe propoſe, parce qu'il eſt toujours impoſſible de réſiſter à la plus grande partie des cauſes de la mort. La connoiſſance de la cauſe de la maladie ſeroit bien plus importante, par la raiſon qu'on peut fort ſouvent la détruire, ou du moins en arrêter les progrès. Mais les cauſes de la plûpart des maladies ſont inviſibles, telles que l'abus des ſix choſes non naturelles, les paſſions de l'ame, la goute, des dartres répercutées, &c. La cauſe éloignée de la maladie de M. le Marquis de Cornillon fut la goutte; & la cauſe déterminante, fut la main malheureuſe qui le ſaigna.

&

& macérés, & ils contenoient une grande abondance d'une matiere noirâtre & fœtide.

Le Malade du numéro XIV. de la Salle Saint Raphael, âgé de cinquante-huit ans, prit les Pilules Toniques pendant quinze jours, le seizieme on lui fit la ponction, il mourut le dix-septieme. Son hydropisie étoit la suite d'un vice schropuleux & de squirrhes. Ce corps n'a point été ouvert.

Le malade du numéro XIX. de la Salle Saint Jean, âgé de soixante ans, y entra moribond; il prit les Pilules Toniques pendant deux jours, on lui fit la ponction le troisieme, & il mourut le quatrieme.

Le Malade du numéro VIII. de la Salle Saint Jean, âgé de quarante-cinq ans, commença l'usage des Pilules Toniques le 10 Novembre. Il avoit une cacochymie bilieuse, l'épanchement étoit très-marqué, & la rate paroissoit squirrheuse; il continua l'usage des Pilules Toniques pendant plus de deux mois, d'abord avec un bouillon au jus d'herbes & ensuite avec un vin médicinal; ce Malade se trouva soulagé, & sortit de la Charité le 21 Janvier suivant.

Le Malade du numéro IX. de la Salle Saint Jean, âgé de vingt-six ans, nommé

Joseph Picard, Serrurier, eut un ascite & un anasarque à la suite d'une maladie aiguë ; il prit le 20 Novembre les Pilules Toniques, & s'en trouva si bien, qu'il sortit en état de convalescence le 28 Décembre suivant. Dans le courant de Février, il fut jugé parfaitement guéri par le Médecin qui étoit de quartier dans le tems que ce Malade fut à la Charité.

Le Malade du numéro XVI. de la Salle Saint Jean, âgé de cinquante-deux ans, est entré dans l'Hôpital le 10 Décembre ; l'enflure s'est déclarée après un rhume négligé & plusieurs accès de fievre ; on le mit à l'usage des Pilules Toniques : il s'en trouva bien ; mais il sortit par brusquerie, sans être guéri, mais en beaucoup meilleur état qu'il n'étoit entré à la Charité.

Le Malade du numéro XV. de la Salle Saint Raphael prit les Pilules Toniques pendant douze jours, les urines couloient librement, il alloit trois ou quatre fois à la garde-robe dans les vingt-quatre heures, il jettoit aisément des crachats épais ; tout paroissoit bien tourner, lorsqu'il lui survint une hœmoptysie, qui le fit périr dans les vingt-quatre heures. On a trouvé son foie d'un volume qui n'est pas ordinaire, obstrué & d'une couleur violette, le poumon étoit gorgé par un amas de ſang infiltré, les reins étoient dans le même état, les inteſtins & l'eſtomac étoient très-ſains. Ce Malade avoit le viſage haut en couleur, ainſi qu'on a coutume de le remarquer dans les ſujets qui ont le foie vitié.

Le Malade du numéro XVIII. de la Salle Saint Louis, âgé de cinquante-cinq ans, reſſentoit depuis cinq mois, le 21 Décembre, jour de ſon entrée dans l'Hôpital, un mal-aiſe & des embarras dans le bas-ventre; malgré l'uſage de pluſieurs remedes, il vomit preſque tout ce qu'il avala; il lui ſurvint un aſcite; il prit les Pilules Toniques pendant quatre jours; on lui fit la ponction le 27 Décembre, & il mourut le 30. On trouva la partie ſupérieure de l'eſtomac ſquirrheuſe depuis ſon milieu juſqu'au pilore, les poumons étoient ratatinés, & le lobe du côté droit tout ſquirrheux, l'épiploon étoit preſqu'entierement détruit, le foie & la rate étoient d'un petit volume, & le cœur d'une grandeur extraordinaire.

Le Malade du numéro LXVII. de la Salle Saint Louis, âgé de cinquante ans, eut un aſcite, qui ſurvint après une inflammation du bas-ventre; après avoir fait des remedes ſans nombre, il entra le 15 Décembre à l'Hôpital; il prit les Pilules Toniques le 16, on lui fit la ponction le 18, & il mourut le 22.

M. Macquart fut de quartier le premier Janvier suivant, il avoit vû de bons effets du polygala virginiana dans les hydropisies, & il voulut en faire usage sur les hydropiques de la Charité: je ne pus donc y continuer mes traitemens.

Vous voilà instruits, Messieurs, de ce qu'on peut dire de plus désavantageux à l'égard des Pilules Toniques. Que peut-on conclure de cet exposé? Que j'avois trop de bonne foi pour prévoir que des gens mal-intentionnés prendroient à tâche de publier que les Pilules Toniques sont un mauvais remede, puisqu'elles n'ont pas fait de miracles à la Charité. M. Maloët, qui s'est acquis l'estime de tous les Médecins, a jugé à propos de donner ce remede, qu'il connoît, à tous les hydropiques, & même de préférence à ceux où il y avoit le moins de ressource, comme on le voit par le rapport que je viens de faire. Il sçavoit déja que ce remede étoit excellent; mais il vouloit sçavoir quels étoient ses effets, même dans les cas les plus désespérés. Il connoît ce remede, il sçait qu'il n'est point violent, ni par ſa nature, ni par ſes effets ; il eſt bien éloigné de penſer que l'hœmoptyſie qui ſurvint au Malade du numéro XV. de la Salle S. Raphael fut ſon ouvrage : cependant on a voulu le faire accroire. Vouloir conclure que ce remede ait occaſionné l'hœmoptyſie, parce qu'elle eſt ſurvenue pendant que le Malade en faiſoit uſage, ce ſeroit être mauvais Logicien. Car, pour que cette induction devint probable, il faudroit avoir obſervé qu'il ſurvient ſouvent, & même toujours, des hémorrhagies à ceux qui en font uſage; mais comme il eſt de fait que le Malade du numéro XV. eſt le ſeul hydropique, ſur plus de mille qui en ont fait uſage, auquel il ſoit ſurvenu une hémorrhagie, il ſeroit abſurde de vouloir inférer que ce Malade eût une hœmoptyſie, parce qu'il fit uſage de ce remede, tandis que ſa conſtitution & l'ouverture du cadavre donnoient à connoître qu'il n'eût été poſſible d'éviter cette hémorrhagie que par des ſaignées, qui devoient être regardées à beaucoup d'égards comme très-pernicieuſes.

Des Médecins, qui ont eu connoiſſance de ce fait, m'ont aſſuré avoir vû périr des hydropiques par des hémorrhagies; on n'a point ſoupçonné qu'elles fuſſent occaſionnées par les remedes dont ces hydropiques faisoient usage. Pourquoi donc faire une induction à l'égard de celui-ci, qui est plus doux & bien moins tumultueux dans ses opérations que les remedes dont on se sert ordinairement dans les hydropisies.

M. Vaudhui de Baschi vous a fait le détail de sa maladie ; je l'ai rapporté dans l'Observation sixieme, page 53 de la Méthode d'administrer les Pilules Toniques. Elle prouve que ce remede peut se donner avec le plus heureux succès aux personnes de la constitution la plus délicate, qui ont le genre nerveux très-sensible, & dans le cas où cette sensibilité a été augmentée par des remedes violens & par un mauvais régime, & où il n'est permis de rien espérer des autres secours. La guérison de Louise Langlois, fille de la Cuisiniere de M. de Collabeau, qui fait le sujet de l'Observation suivante, (*a*) prouve encore que les opérations des Pilules Toniques sont très-différentes de celles des hydragogues. Les battemens de cœur diminuerent lorsqu'elle fit usage des Pilules Toniques, au lieu que tous les autres remedes qu'elle avoit pris les avoit augmentés.

(*a*) Voyez pag. 60. du Précis.

Je vous adresse, Messieurs, les Observations suivantes; & pour vous persuader que je ne cherche qu'à me rendre utile, & que je vous suppose les mêmes intentions, je vous invite à voir les hydropiques auxquels je donne mes soins. C'est le moyen d'éclaircir vos doutes, & de prouver le zèle dont vous êtes animés pour le salut des hydropiques.

J'ai l'honneur d'être, &c.

Paris, ce 26 Octobre 1767.

OBSERVATION.

Ascite avec anasarque, à la suite des obstructions au foie & d'une hémorrhagie.

M. Ducret, (*a*) âgé de soixante-cinq ans, d'un tempérament phlegmatique & en embonpoint, avoit depuis quinze ans un ulcere à la jambe gauche; par précaution il se pur-geoit souvent, & il faisoit usage des bouillons altérans.

En 1765, le mois de Janvier, il cracha & vomit du sang; on se crut obligé de le saigner. Il est survenu une difficulté de respirer & une infiltration aux jambes. On chercha à remédier au mal avec des bouillons apéritifs, les pilules composées avec celles de Bontius & du savon. Malgré des évacuations copieuses, l'enflure fit toujours des progrès, l'oppression devint si considérable que le Malade ne pouvoit plus rester au lit. On le mit à l'usage des pilules balsa-

(*a*) Au petit Hôtel Charost, près l'égout Montmartre.

miques, de morthon, & des fleurs de ſouffre incorporées avec du ſyrop de lierre terreſtre. On l'a purgé tous les huit jours avec de la manne & du ſyrop de neerprun; ſa boiſſon étoit l'hydromel avec l'oximel ſcillitique: le Malade a fait auſſi uſage du vin ſcillitique.

La thériaque, qui avoit procuré une eſpece de calme pendant quelques nuits, ne produiſit plus, quoiqu'à fortes doſes, aucun bon effet; on eut recours ſans plus de ſuccès aux pilules de cynogloſſe.

Les nuits blanches & l'impoſſibilité de ſe tenir couché le jetterent dans un état de foibleſſe qui fit tout craindre.

L'épanchement du bas-ventre devint très-conſidérable, & l'humeur infiltrée ſi pâteuſe, que le ventre, les cuiſſes, & les jambes recevoient moins l'impreſſion du doigt la plus appuyée que le cuir le plus épais & le plus dur; les crachats, qu'il arrachoit avec peine, étoient d'une nature plâtreuſe.

La premiere indication à remplir fut celle de délayer, & je ne voulois donner mes ſoins à cet hydropique qu'à condition qu'il ſe détermineroit à être très-docile, & ſur-tout à boire abondamment, malgré ſon avis & celui des perſonnes qui l'entouroient.

Je le vis la premiere fois le 4 Août 1766 ; il prit le lendemain un bouillon aux herbes avec le ſel ammoniac & les Pilules Toniques, au nombre de quinze, & trois pareilles doſes par jour. Il ne prit pas de Pilules chaque cinquieme ou ſixieme jour.

Le bouillon, des potages, des légumes, en exceptant les venteux & les farineux ; peu de viande, & ſur-tout les fruits bien choiſis entroient dans ſon régime. Le Malade fut très-exact à l'obſerver, & à prendre les remedes pendant près de trois mois ſans ſuccès apparent. Le ſommeil cependant revint un peu, & la reſpiration fut moins laborieuſe, mais le Malade ſe trouva plus enflé, & ſe crut en conſéquence plus mal ; le pouls qui devenoit de jour en jour plus égal ; l'enflure qui commençoit à ſe prêter ; la boiſſon & les alimens qui paſſoient plus librement ; (il eſt à obſerver que pendant le premier mois il revomit tous les jours quelques gorgées de ſon bouillon aux herbes, & que depuis ce tems il n'avoit point reſſenti des envies de vomir ;) des excrétions abondantes par les crachats, par les urines, par les ſelles & par les moiteurs ; les yeux & le viſage plus animés me donnerent à eſpérer que cet hydropique réchaperoit du danger.

Le quatrieme mois, le ſommeil fut tranquille & non interrompu; de bonnes nuits & le retour de l'appétit aiderent à réparer les forces, & la reſpiration fut très à l'aiſe; quoique le Convaleſcent ſentit encore des embarras, ſelon ſes expreſſions, *une barre entre l'eſtomac & le foie;* en effet, dès que le tiſſu cellulaire du bas-ventre fut dégorgé, on apperçut vers la région du foie des duretés marquées. Il continua toujours le même régime & les mêmes remedes. Sur la fin du cinquieme mois il ne reſta plus de veſtiges de ſon mal, qu'une légere enflure aux chevilles; ſes forces ſont inſenſiblement revenues, & il jouit de tous les avantages d'une bonne ſanté. Petit-à-petit, il quitta l'uſage des Pilules, & il n'en prend plus que tous les mois, pendant trois jours de ſuite, chaque fois quinze, à l'entrée du ſouper.

L'inſomnie, la gêne extrême de la reſpiration, des étouffemens, qui devinrent plus fréquens & de plus longue durée vers minuit, & l'attitude du Malade faiſoient craindre au Médecin & au Chirurgien, qui ont vu le Malade avant moi, qu'il n'y ait déja des eaux épanchées dans la poitrine.

Le troiſieme mois de mon traitement

cet hydropique fut plus enflé ; cependant le pouls devint plus fort & plus égal, le ſommeil reparut & la reſpiration fut moins laborieuſe, par la raiſon qu'on avoit remédié en bonne partie à la ténacité des humeurs ; l'enflure qui ſe prêtoit, & les diverſes excrétions qui ſe faiſoient abondamment, & qui allégeoient le Malade, en étoient une preuve. Cette Obſervation prouve avec nombre d'autres, que ce n'eſt point le volume de l'enflure qui augmente les mauvais ſymptômes de l'hydropiſie ; mais c'eſt preſque toujours la ténacite des humeurs qui les cauſe.

Paris, ce 20 Octobre 1767.

OBSERVATION

Sur un anaſarque, avec une obſtruction au foie, guérie par l'uſage des Pilules Toniques, communiquée par M. Lemaire, Chirurgien à Dammartin.

L'Epouſe du Sieur Lot, Pâtiſſier à Dammartin, me conſulta au mois de Novembre 1765, ſe plaignant de douleurs d'eſtomac & dans les lombes, d'inquiétudes dans les bras & dans les jambes, de douleurs de tête périodiques, & de la perte de l'appétit. La couleur du viſage étoit plombée, le pouls fiévreux, & la Malade étoit dans un tems critique. Je lui conſeillai de ſe faire purger ; elle négligea de ſuivre mes avis, & elle tarda juſqu'au 2 de Décembre ; mais la maladie avoit augmenté au point qu'elle ne pouvoit plus vacquer à aucuns de ſes exercices ordinaires. Je lui ordonnai pour lors les tiſannes apéritives, je l'évacuai avec des hydragogues ; malgré l'uſage de ces remedes, qui produiſoient les effets qu'on pouvoit en attendre, la maladie alloit toujours en faiſant des progrès : de ſorte que les jambes, les cuisses & le bas-ventre étoient d'une grosseur extraordinaires ; le volume du foie & sa dureté étoit considérable, & d'un sentiment très-douloureux dans toute son étendue, ce qui me détermina à y appliquer l'emplâtre de ciguë. Le 30 du même mois, voyant que les accidens se multiplioient, je pris le parti de dresser un Mémoire sur son état, pour consulter ; l'on fut à Paris, & l'on s'adressa à M. Bacher, qui proposa l'usage des Pilules Toniques ; on en apporta, avec un Précis pour l'administration de ce remede. Je mis la Malade aussi-tôt à l'usage de ce remede, qui en prit pour la premiere le 2 Janvier 1766, & j'en donnai d'abord trente en trois prises, à deux heures de distance, ce qui fait dix pour chaque prise. Cette dose, que je continuai pendant trois jours, ne produisit aucun effet sensible. Les urines étoient en petite quantité, & la bouffissure s'étendoit sur toutes les parties du corps en général ; il étoit survenu quelques phlictenes aux jambes, qui ont suppuré pendant quelques jours. Le 5 du même mois, je purgeai la Malade, & le 6 je continuai l'usage des mêmes Pilules, dont j'augmentai la dose de quinze par jour, cinq pour chaque prise.

Le premier jour, la Malade fut vigoureusement purgée, & l'évacuation des urines fut assez copieuse, ce qui commença à donner de l'espérance. Les Pilules Toniques furent continuées pendant trois jours, à la même dose, & suivies des mêmes effets; mais comme les grandes & longues évacuations épuisent & affoiblissent les Malades, je fus obligé de mettre des intervales de deux, de trois ou de quatre jours, suivant que je voyois la Malade plus ou moins fatiguée. Sur la fin de Janvier, il est survenu des sueurs, qui ont été suivies d'une éruption miliaire, qui s'étendoit depuis le pubis jusqu'au haut de la poitrine, sans occuper d'autres parties que le ventre & la poitrine; cette éruption a entretenu un suintemént sous l'emplâtre, qui a duré plus de quinze jours; il étoit assez abondant pour mouiller les linges que l'on mettoit autour, & l'humeur qui sortoit par ces sueurs étoit colante au toucher & d'une odeur d'aigre très-désagréable. Je fus obligé dans le tems de cette éruption de suspendre l'usage des Pilules Toniques pendant dix jours, au bout desquels je les fis reprendre au nombre de quarante-cinq par jour, quinze pour chaque prise; l'on vit pour lors avec satisfaction les accidens s'écarter, le ventre commença d'abord à diminuer, ensuite les cuisses & les jambes; le foie devint moins douloureux; les urines, d'un rouge assez vif, s'évacuerent abondamment; sur la fin, la Malade perdit l'appétit, & elle vomit des humeurs bilieuses, de couleur tantôt verte, tantôt jaune, d'une consistance épaisse comme de la colle. L'on persista toujours dans l'usage des Pilules Toniques, qui acheverent de fondre toutes les humeurs engorgées. L'on mit des intervales plus longs dans l'administration de ce remede, à mesure que les accidens s'écarterent. Les urines ont repris leur cours & leur consistence naturelle; l'appétit est revenu, & la Malade jouit à présent d'une très-bonne santé.

Signé, LEMAIRE, Chirurgien à Dammartin.

A Dammartin, ce 18 *Septembre* 1766.

Le détail de cette maladie donne à connoître qu'elle étoit très-grave. Eût-il été possible que cette hydropique pût guérir par le secours d'un autre remede que par le moyen des Pilules Toniques? C'est de quoi les événemens sinistres dans de pareilles maladies permettent de douter;

douter ; mais cette Obſervation ne permet pas de douter qu'il eût été poſſible qu'aucun remede eût pu agir plus heureuſement, & mieux ſeconder les divers efforts par leſquels la Nature s'eſt rendue victorieuſe.

OBSERVATION

Sur un aſcite, communiquée par M. Traſſart, Chirurgien à Paris.

LE Sieur Germain, Cuiſinier chez M. Bouret de Vezelai, âgé de cinquante-cinq ans, d'un tempérament gras & ſanguin, fut attaqué d'un gros rhume, ſur la fin d'Octobre 1766, avec une oppreſſion & perte d'appétit, ne pouvant dans cet état jouir d'un inſtant de ſommeil, ayant à chaque moment la reſpiration entrecoupée, le pouls fréquent & intermittent. Dans cette ſituation, il fut ſaigné deux fois du bras dans l'eſpace de douze heures, & il fut mis à l'uſage d'une potion huileuſe & d'une tiſane pectorale ſimple. Ces remedes parurent ſoulager le Malade, & permettre de lui adminiſtrer au bout de quelques jours des minoratifs ; à l'aide de ces moyens, le Malade se trouvant mieux reprit ses fonctions, travailla à son ordinaire, fut quelque tems sans se plaindre, quoique souffrant & passant de mauvaises nuits, & respirant très-difficilement.

Au milieu du mois de Novembre suivant, ne pouvant plus vacquer à ses affaires, par l'oppression qui augmentoit tous les jours; les jambes se tuméfierent, l'assoupissement devint continuel; il survint une répugnance pour toute espece d'alimens; l'enflure gagna le bas-ventre, & fut bientôt générale.

Alors, on vit le Malade de plus près; on observa que le foie étoit obstrué, ainsi que le mésentere; on lui fit faire usage de quelques préparations de soufre, des fondans hydragogues & purgatifs; ces remedes paroissoient faire tout l'effet qu'on pouvoit en attendre: mais les acidens augmentoient de jour en jour; les urines acquéroient de plus en plus une mauvaise qualité, & elles étoient très-rares; l'enflure gagnoit de toutes parts, l'oppression devenoit de plus en plus insupportable, le pouls très-mauvais, & le Malade fut absolument sans sommeil. Le Médecin qui voyoit le Malade le jugeoit dans un état désespéré.

Ayant vû un hydropique guéri par le moyen des Pilules Toniques & par par la méthode de M. Bacher, j'en ai proposé l'usage ; le Malade commença à en prendre le 18 Décembre 1766, au nombre de quinze pilules, à six heures du matin, quinze à huit heures, & quinze à dix heures ; sur chaque prise de Pilules il buvoit un verre de bouillon ou un verre de tisane appropriée ; il continua ainsi jusqu'au cinquieme jour, les urines commencerent à percer, les selles devinrent copieuses, le Malade eut des sueurs, & il jetta des crachats très-épais ; ces excrétions rendirent la respiration plus libre, & le Malade, se sentant animé par le mieux sensible, continua la même marche pour le remede ; quand il produisoit trop d'évacuations, il restoit un jour ou deux sans en prendre, puis il le reprenoit de la même maniere, faisant usage soir & matin d'un bouillon aux herbes. Les jours que le Malade ne prenoit point de Pilules, il continuoit les boissons, & il prenoit un lavement.

Au bout d'un mois de l'usage constant du remede & du régime qui lui fut approprié, le Malade respiroit beaucoup plus librement, & il n'avoit presque plus d'assoupissement ; l'enflure des jambes

& du ventre fut diminuée & moins pâteuſe, l'appétit renaiſſoit de jour en jour ; à la fin du deuxieme mois les jambes furent preſque déſenflées, & le ventre n'étoit preſque pas plus gros que dans l'état naturel ; mais on y ſentoit encore des duretés qu'on avoit remarquées avant le traitement. Le Malade, étant entré en parfaite convaleſcence, continua néanmoins le remede, pas tout-à-fait avec la même préciſion, obſervant cependant ſon régime, qui étoit toujours humectant & délayant. Les embarras du bas-ventre ſe diſſiperent entierement ; & le Malade ſe trouva parfaitement guéri à la fin du quatrieme mois ; il jouit actuellement d'une parfaite ſanté.

Signé, TRASSART, Chirurgien.

Paris, *ce* 18 *Juin* 1767.

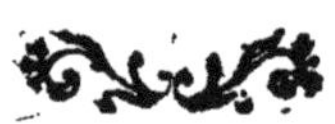

OBSERVATION

D'un aſcite avec anaſarque, faite par le Sieur Benard, Procureur Fiſcal de la Paroiſſe de Nogent-ſur-Marne.

MA mere Benard, âgée de quatre-vingts ans, croit avoir reſſenti les commencemens de la maladie dont elle eſt attaquée, il y a quatre ans: car il y a environ ce tems-là qu'elle a été incommodée d'une enflure aux jambes, & ſur-tout aux chevilles des pieds, dont elle a ſouffert pendant pluſieurs mois. L'enflure s'eſt enſuite diminuée; mais il lui a ſuccédé des battemens de cœur très-violens, qui lui prenoient ordinairement deux ou trois fois la ſemaine. Elle s'eſt apperçue qu'elle n'urinoit que dans ces battemens, & les urines venoient alors en très-grande abondance, outre cela elle n'urinoit pas. Elle ſentoit venir ces battemens par une eſpece de ſuffocation d'eſtomac & des maux de cœur, & elle ne ſe trouvoit ſoulagée que par l'abondante évacuation d'urine, qui ſuccédoit à ces douleurs. Elle a été dans cette ſituation pendant trois ans, ayant de tems en tems les jambes enflées, & des douleurs de rhumatisme, sur-tout au bras droit, qui la faisoient beaucoup souffrir; elle a, dis-je, été trois ans dans cet état, sans avoir consulté personne, s'imaginant sans doute que cela n'auroit aucunes fâcheuses suites; mais un chagrin qu'elle a eu l'hiver passé, 1763, a entierement fait déclarer sa maladie: car depuis ce tems elle a toujours été en empirant; son estomac & sa poitrine se sont insensiblement remplies; ses douleurs de rhumatisme ont redoublé, & lui venoient répondre dans la poitrine, ce qui lui occasionnoit une grande difficulté de respirer. Ses urines ne sont plus venues comme à l'ordinaire; ses jambes, son estomac, son ventre ont alors enflé considérablement. L'hydropisie s'est déclarée dans tout le corps; elle ne laissoit cependant pas que de ressentir très-souvent des envies d'uriner, mais il en venoit très-peu, & avec beaucoup de difficulté, non pas sans douleur; l'urine qu'elle rendoit étoit fort rouge, & déposoit un limon semblable à de la brique. Enfin, se voyant dans un état où au lieu d'espérer du soulagement elle empiroit au contraire de plus en plus, elle fit venir un Chirurgien, qui ne traitant ſa maladie que d'un ſimple rhumatiſme, la ſaigna & la purgea enſuite; la ſaignée & la médecine lui ont fait beaucoup de tort, & ont rendu la difficulté d'uriner plus douloureuſe; le Chirurgien lui fit prendre après une eſpece de ſyrop de neerprun: depuis ce moment les ſuffocations d'eſtomac devinrent inſupportables. Voyant donc que ce Chirurgien par ſon traitement lui avoit fait plus de mal que de bien, elle a eu recours à d'autres; un ſecond Chirurgien, l'ayant vû, la ſaigna deux fois en deux jours, & il la purgea pluſieurs fois de ſuite, traitant ſa maladie d'inflammation du bas-ventre, & il lui ordonna beaucoup de fomentations avec des herbes émollientes ſur le bas-ventre. Tout ce traitement n'a fait qu'accroître l'enflure, augmenter les douleurs & lui ôter preſque l'uſage de la reſpiration. Elle vit encore un troiſieme Chirurgien, qui la ſaigna encore deux autres fois, & qui lui ordonna des breuvages faits avec des racines de perſil, d'aſperges & autres, dont on ne ſe ſouvient plus. Ce traitement encore n'a pas eu de meilleures ſuites que les autres; l'hydropiſie a gagné les reins; les mains & les bras commençoient alors à enfler à vûe d'œil; elle ne pouvoit plus jetter aucun crachat, ce qu'elle faisoit auparavant, quoiqu'avec peine; sa poitrine paroissoit être entierement remplie, & elle étoit attaquée d'un râle qui annonçoit une mort prochaine & inévitable. Tel est l'état où M. Bacher a trouvé ma mere, le 20 Mai 1764., quand Madame Delorme, remplie de bontés pour elle, nous a engagé de le prier de venir la voir. Dans les quatre premiers jours, qu'elle commençoit à faire usage des Pilules Toniques, elle s'est trouvée beaucoup soulagée par la grande évacuation d'eaux; l'usage continué de ces Pilules, pendant plusieurs jours de suite, lui ont fait vuider une quantité affreuse de sang & d'autres matieres hideuses & puantes, qui lui occasionnoient sans doute toutes les suffocations d'estomac & ces difficultés de respiration; de sorte qu'au bout de quinze jours tout au plus sa poitrine s'est vuidée, sa respiration a repris sa premiere liberté, son ventre s'est entierement désenflé, & ses jambes désenflerent beaucoup aussi; elle tiroit ses crachats avec beaucoup de facilité, & abondamment. Voyant le bien inespéré que lui avoient procuré ces Pilules, elle a tâché de suivre exactement pendant tout l'été le régime que lui avoit donné M. Bacher,

Bacher, ce qui lui a toujours procuré du ſoulagement de plus en plus; mais comme les cauſes n'étoient pas encore détruites chez elle, dès qu'elle paſſoit huit jours ſans prendre des Pilules, ſes urines s'arrêtoient, l'enflure recommençoit; mais auſſi-tôt qu'elle en reprenoit, ſes urines reprenoient leur cours; elles devenoient abondantes & très-claires; de ſorte que pour avoir toujours du ſoulagement, elle a été obligée pendant tout l'été, de prendre toutes les ſemaines environ ſoixante Pilules en deux jours. Mais depuis deux mois ou environ que la ſaiſon eſt devenue plus rude, elle ne ſe trouvoit pas ſi bien qu'à l'ordinaire, & il ſemble que l'enflure eût voulu reprendre le deſſus; elle n'éprouvoit plus de ces Pilules le ſoulagement ordinaire qu'elle en avoit auparavant; cependant elle en a pris régulierement tous les huit jours comme à l'ordinaire, excepté que depuis longtems elle ne prenoit plus de lavemens, & qu'elle ne faiſoit uſage d'autre boiſſon que du vin blanc. Dans le mois de Février 1765, elle reſſentit des maux de cœur, qui lui ont procuré un vomiſſement qui lui a duré plus de vingt-quatre heures, & elle a vomi une quantité abondante d'eau bleuâtre, & d'une bile fort âcre : il eſt ſurvenu enſuite une très-grande évacuation d'urine ; ce qui a rendu ſa poitrine bien libre, & un bon appétit. Elle a pris après un vin avec des bayes de genievre & de laurier, & après un vin avec de la limaille de fer & du quinquina, & d'autres drogues, (*a*) qui lui a très-bien fait ; & elle s'eſt bien trouvée tout l'été & l'hiver dernier, en prenant de tems-en-tems des Pilules Toniques.

Signé François Benard, Procureur-Fiſcal.

A Nogent-ſur-Marne, ce 24 Octobre 1767.

Il arrive ſouvent que ce n'eſt que par l'uſage de ce remede continué pendant pluſieurs mois, qu'on obtient des criſes heureuſes, tout comme il s'en eſt fait une chez notre bonne vieille par un abondant vomiſſement de matiere bilieuſe dégénérée.

Les degrés des différentes cauſes des hydropiſies rendent la marche de ces

---

(*a*) Le vin Chalibé rapporté dans les Formules de M. Richard, dans ſon premier volume des obſervations des Hôpitaux militaires.

maladies très-bisarre; & l'impossibilité de pouvoir reconnoître la plûpart du tems au juste, à quels degrés sont les causes de ces maladies, rend nécessairement le pronostic souvent incertain. Mais si les connoissances de la Médecine sont souvent illusoires quant au pronostic de ces maladies, heureusement elles ne le sont pas quant à leur traitement. On peut dire, sans avancer un paradoxe, que le pronostic des hydropisies deviendra d'autant plus difficile, que leur traitement sera plus perfectionné; mais cette observation & les précédentes, prouvent qu'il vaut mieux tenter de guérir & d'approcher de plus près des indications, que de sçavoir former un pronostic sinistre.

APPROBATION.

J'AI lû par ordre de Monseigneur le Vice-Chancelier, un Manuscrit intitulé : *Lettre à MM. F... & Duf... avec quelques Observations sur les Ascites & Anasarques* : je n'y ai rien trouvé qui puisse en empêcher l'impression. A Paris, le 28 Octobre 1767.

MACQUER.

www.ingramcontent.com/pod-product-compliance
Ingram Content Group UK Ltd.
Pitfield, Milton Keynes, MK11 3LW, UK
UKHW020607180726
13838UKWH00001B/470